主　编　王　辰
　　　　邓海华

记忆·协和公共卫生文集

（第一辑）

中国协和医科大学出版社
北　京

图书在版编目（CIP）数据

记忆：协和公共卫生文集．第一辑 / 王辰，邓海华主编．-- 北京：中国协和医科大学出版社，2025. 3.
ISBN 978-7-5679-2560-1

Ⅰ．R199.2-53

中国国家版本馆 CIP 数据核字第 2024BH0927 号

主　　编　王　辰　邓海华
责任编辑　李元君　卜蝴蝶
策划编辑　孙雪娇
装帧设计　北京锋尚制版有限公司
责任校对　张　麓
责任印制　黄艳霞
出版发行　**中国协和医科大学出版社**
（北京市东城区东单三条9号　邮编100730　电话010-65260431）
网　　址　www.pumcp.com
印　　刷　北京联兴盛业印刷股份有限公司
开　　本　710mm×1000mm　1/16
印　　张　10.75
字　　数　150千字
版　　次　2025年3月第1版
印　　次　2025年3月第1次印刷
定　　价　98.00元

编 委 会

主　编　王　辰　邓海华

副主编　杨维中

编　委（按姓氏笔画排序）

王　也　王　恕　王文文　冯录召

杨俊涛　步　凯　张艳萍　林　彤

贾淑英　钱　捷　游　丹

编写说明

通过对北京协和医学院（简称“协和”）公共卫生领域相关亲历者、专家、学者的采访及历史资料的整理，结集出版《记忆·协和公共卫生文集》。在本书的策划、推进过程中我们从协和人的群像中也更加深入思考、感悟了协和精神的意蕴。

现就书中相关用词做出如下说明。

第一，历史上北京协和医学院曾多次易名，为了避免混淆，本书统一使用协和医学院。

第二，鉴于不同历史时期及各篇对“北京”“北平”一词的使用较为混乱，本书统一使用“北京”，其中书中所用“北平市卫生局第一卫生事务所”“北平第一助产学校”保留原名。

第三，China Medical Board，简称 CMB，1921 年译为罗氏驻华医社，之后译名也发生改变，本书统一使用美国中华医学基金会或 CMB。

本书虽力求真实展现亲历者、专家及学者对相关历史的记忆，通过现有资料整理协和人在卫生健康领域做出的重要贡献，但因时间久远、历史资料有限，书中可能存在讹误，恳请读者批评指正。

协和公共卫生文集编写组

前　言

在医学发展的漫漫长河中，公共卫生始终是守护人类健康的坚固堡垒。中国医学科学院北京协和医学院（以下简称“协和”）公共卫生学科肇始于 1921 年，1924 年正式建立公共卫生科（Department of Hygiene and Public Health），开创了中国现代公共卫生教育与学科建设之先河。

回顾协和公共卫生事业的发展，可谓千锤百炼、玉汝于成。新中国成立前社会动荡不安，经济落后，疾病肆虐，人民的生命健康遭受着严重威胁。但协和人凭借着坚定的信念、精湛的医术和无私奉献的精神，播撒下公共卫生的种子，使其生根发芽、茁壮成长。新时代，协和公共卫生学科实现创新发展，在国内率先建立群医学（Population Medicine）学科，以“群医学 +”为特色的公共卫生与预防医学学科入列国家“双一流”建设学科名单，学校成为高水平公共卫生学院建设高校，群医学学科入列“国家急需学科专业领域”。

迄今，协和公共卫生学科建立已逾百年。编写《记忆 · 协和公共卫生文集》旨在致敬百年、赓续华章。文集通过采访协和公共卫生领域的亲历者、专家和学者，广泛收集并整理珍贵的历史资料，呈现了协和公共卫生从萌芽之初到新时代蓬勃发展的历程，以及新一代协和人对公共卫生实践的见解与体悟，展现了协和人将公共卫生理论与实践相结合的初心。关注公共卫生、致力最广大人民群众健康事业的同道或能从中追寻前辈足迹，或能从中了解历史经验，共同助力健康中国伟业。

医学是人学，医道重温度，这些故事可能很容易让我们有所共鸣，它们可能曾经在我们的日常生活中发生过或正在发生着，那是因为公共卫生关乎群体，关乎我们每一个人。各位受访专家学者、参与策划编写的工作人员，以及《医师报》的采写团队为本书的成稿付出了大量心血。我们期待这些文稿能够分辑陆续与读者见面。

由于水平所限，本书的编写仍有疏漏之处，敬请广大读者批评指正。

编　者

2025 年 3 月

目录

足迹

追寻

足迹

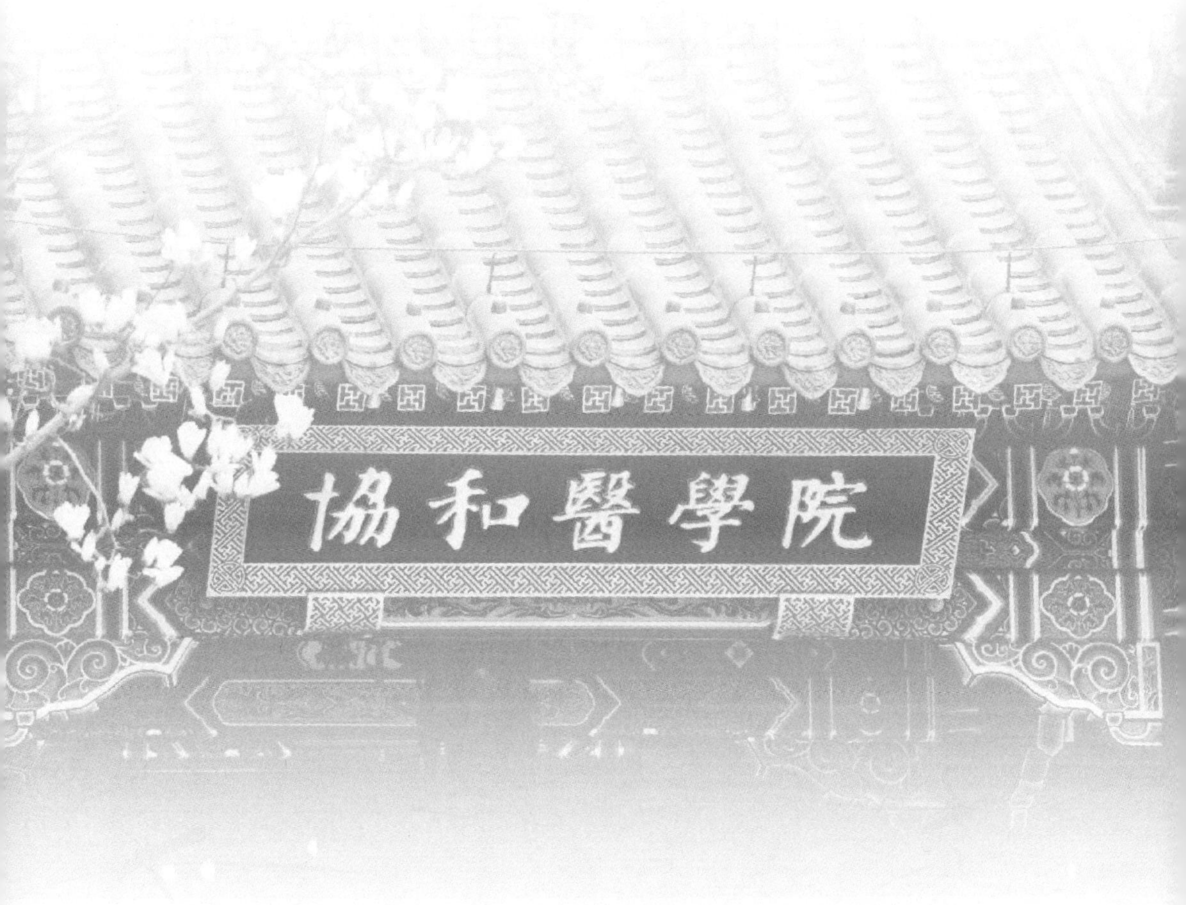

第一篇

近代中国公共卫生的发端

伍连德与协和医学院的建立

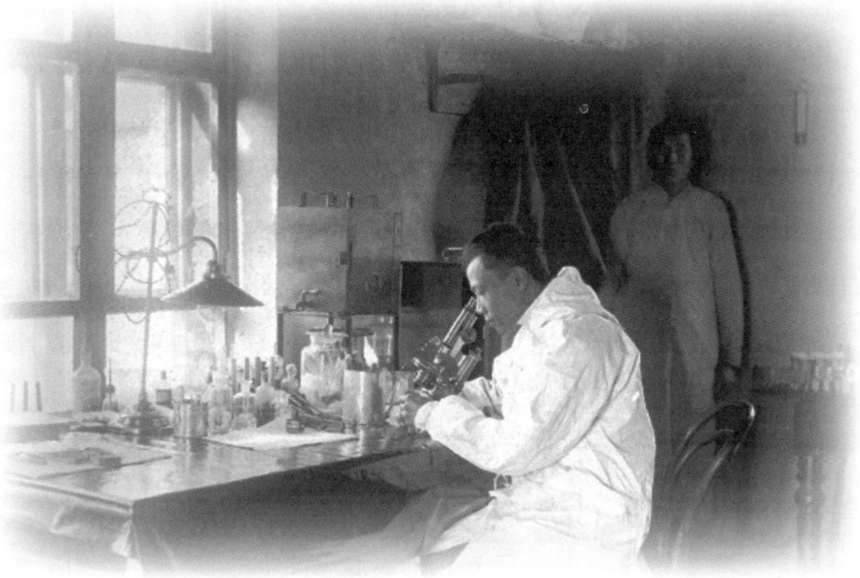

1911 年 1 月，伍连德在他的第一个鼠疫实验室里工作

在浩瀚的历史星河中，有些人注定以其非凡的才华和坚定的意志，成为引领时代潮流的关键人物。伍连德是出生于英属槟榔屿的华裔医学家，不仅以其深厚的医学知识和卓越的防疫策略，在中国乃至世界公共卫生史上留下了浓墨重彩的一笔，还为协和医学院的建立和发展做出了贡献。

伍连德的一生是不断探索和实践的一生。他的足迹遍布中国大地，从东北的冰天雪地到北京的古都深巷，都留下了他抗击疫情、拯救生命的身影。在那个现代医学尚在“襁褓”、公共卫生观念淡薄的年代，伍连德以其深刻的洞察力，预见了现代医学与公共卫生的重要性。

归国初涉公共卫生

1879 年，伍连德在槟榔屿的一个华侨家庭中出生，他的童年与少年时期便展现出对知识的渴望和对医学的热爱。在获得维多利亚女皇奖学金后，他远赴英国剑桥大学深造，以优异的成绩获得了医学博士学位。学成归国后，他没有选择留在海外，而是带着满腔热血回到了当时社会动荡、医学落后的中国。

1910 年，我国东北地区暴发了前所未有的鼠疫。这场疫情的传播速度之快、影响范围之广、危害程度之深世所罕见，当时人们束手无策。接到疫情通知时，伍连德正担任天津陆军军医学堂的副监督（副校长），同时也是清政府的海军卫生司官员。因其具有医学背景并且专业能力出众，被清政府紧急征调前往疫情最严重的地区进行调查和开展防疫工作。

面对突如其来的疫情，他毅然前往疫情最严重的哈尔滨，以防疫专家的角色，迅速投入到了抗击鼠疫的前线工作中。

1910 年 12 月 24 日，伍连德到达哈尔滨后面临的第一个挑战是，当时医学界对鼠疫的认识还非常有限，而且普遍认为鼠疫仅通过老鼠和跳蚤传播。他需要在缺乏现代医疗设备和科研支持的条件下，迅速对疫情进行准确的判断。12 月 27 日，伍连德收到一个消息——一位鼠疫感染者病死在客栈。伍连德秘密解剖了患者的尸体，从血管、心脏、肺叶等处提取标本，经过 3 天的细菌培养，他在显微镜下看到了鼠疫耶尔森菌。

伍连德认为，这次鼠疫是由西伯利亚土拨鼠引起，并在世界上首次提出了“肺鼠疫”概念。伍连德做出了鼠疫可以人传人的重要判断，传播途径为空气飞沫，可通过呼吸传染。随着对疫情的深入研究和科学判断，他提出了一系列创新和有效的防疫措施，例如，确认疫情性质为肺鼠疫流行，由人传人的方式进行传播，因此防疫工作应集中在对流动人群和居民的管理上；严格管制西伯利亚边境满洲里和哈尔滨之间的铁路交通；建议开放的道路和冰冻的河流也应加强监管，以防止鼠疫的进一步传播；提供更多房舍，用作接收急性患者的医院，并建立隔离营地收容接触者；招募更多的医生和助手前往哈尔滨；为防疫活动提供足够的经费支持；加强卫生状况监控及加强与日方合作，监控日方控制的南满铁路，以防止疫情跨境传播等。这些措施，明确了抗疫的方向与方法，对于控制和最终扑灭疫情起到了决定性的作用，同时也为后来的公共卫生防疫工作提供了宝贵的经验。

伍连德设计了“伍氏口罩”，要求所有防疫人员和市民佩戴，以阻断飞沫传播。此外，他还推动施行了对患者隔离、对患者居住环境进行消毒，以及对尸体进行规范化处理等一系列措施。当时人们对火化尸体是极为忌讳的。伍连德提出火化处理尸体的方案，遭到了极大的社会阻力。然而，他凭借坚定的信念和科学的态度，最终说服了清政府批准火化尸体，有效切断了疫情的传播链。

面对凶猛的鼠疫，医生与普通人并无区别。相反，专业知识与医生身份为他们带来的是艰巨的任务与应担的责任，不少医生在照护患者的过程中不幸染病去世。协和医学堂派出了多名教授和高年级学生抗疫，其中包括牺牲在天津的裴玉珍和一位陈姓学生。

1911 年 3 月初，经过 67 天艰苦卓绝的战斗，哈尔滨正式宣告鼠疫病例清零。东北抗疫斗争取得了胜利，也创造了当时的医学奇迹。这也是中国人在抗击传染病历史上第一次主动战胜传染病，并有效遏制住外溢到长江边的疫情，实现了抗疫的胜利。

伍连德的防疫工作得到了国际社会的认可。1911 年，他主持召开了“奉天万国鼠疫研究会”，邀请了来自 11 个国家的 33 名专家共同研讨疫情。这不仅是中国首次举办的国际学术会议，也是伍连德国际视野和合作精神的体现。

在成功控制鼠疫后，伍连德并未停止脚步。他进一步推动了中国公共卫生体系的建设，包括建立海港检疫处、东三省防疫事务总处等机构，为中国的公共卫生事业奠定了坚实的基础。

协和医学院的建立

在抗击疫情的过程中，伍连德深刻认识到医学教育的重要性，得让中国人接受西医，接受现代医学。而伍连德与协和医学院的深厚渊源，也是一段值得铭记的历史。

在东北抗疫的过程中，美国驻哈尔滨的领事顾临对伍连德的专业能力和人格魅力深感钦佩，并对他的防疫措施给予了支持，彼此建立了良好的工作关系。两人之间的合作不仅在抗击鼠疫中发挥了重要作用，也为后来的中美医学交流和合作奠定了基础。顾临后来被调往武汉领事馆，并参与了美国中华医学基金会（China Medical Board，CMB）的工作，与伍连德在公共卫生和医学教育领域进行了合作。

1913 年，美国哈佛大学名誉校长查尔斯·艾略特来华考察医疗卫生状况，伍连德受外务部委托全程陪同，并详细介绍了中国的医学现状和需求。1914 年 4 月，洛克菲勒基金会刚成立不久，便派遣中国医学考察团用 4 个月的时间对中国的医学教育及公共卫生状况进行了考察并出具报告，一定程度上形成了当时中国医学和公共卫生状况信息库。此次考察伍连德参加了接待，并介绍中国当时的医疗卫生及医学教育状况。3 次考察的结果让洛克菲勒基金会决定，在北京建立一所集教学、临床、科研于一体的高标准医学院，这就是协和医学院。

受第一次世界大战的影响，协和医学院于 1917 年破土动工。因主持筹建的顾临与伍连德在抗击鼠疫的过程中建立了深厚的友谊，所以从筹备开始，伍连德便积极参与其中。其实早在 1915 年，伍连德就负责筹建了北京中央医院（现北京大学人民医院前身），并任第一任院长，这是第一所由中国人自己创建的大型综合现代医院，整个建设过程中伍连德亲自筹资捐款，并参与了医院的设计。当时负责医院整体设计的是美国人哈利·赫西，伍连德对他的设计方案非常满意，于是介绍他作为协和医学院的总建筑设计师。哈利·赫西在中国的建筑实践，特别是他在协和医学院的设计工作，体现了将新的建筑类型与中国传统建筑风格相结合的理念。协和医学院的建筑设计不仅满足了功能需求，而且在艺术表现上也具有特色，为 20 世纪初期中国的建筑景观创建做出了贡献。

1921 年，历时 4 年之久，协和医学院及协和医院正式落成。9 月 6 日，洛克菲勒一行辗转到达山海关，伍连德亲自前往迎接，并陪同参观了万里长城的起点——老龙头景区。协和医学院开幕典礼于 1921 年 9 月 19 日举行，出席者包括外交总长、内务总长和教育总长，美国约翰·洛克菲勒二世夫妇，以及来自美国、英国、菲律宾、日本等国家和地区的著名医生，伍连德受到特别邀请参加典礼并宣讲他的学术论文《论肺鼠疫》。

伍连德参与推动与洛克菲勒基金会的合作，促成了协和医学院的建立。这所学院，在建筑上采用了中国风格，在教学、临床和科研上追求国际一流的标准。

1926 年，洛克菲勒基金会将在华全部资产及 1200 万美元全部转交给美国中华医学基金会独立运营。美国中华医学基金会除维系协和医学院的运营外，还赞助了中南大学湘雅医学院、北京国立医学院、上海圣约翰大学医学院等 7 所医院和 12 所预科学校，一定程度上伍连德对中国现代医学院和医院的建设具有重要推动作用。

医学教育的探索与实践

伍连德不仅在医学教育上有着前瞻性的思考，更在实践中不断创新。为了使医学教育与国际接轨，他提倡使用英语教学，并推荐了一批优秀的医生和学者，如刘瑞恒、林可胜、林宗扬等到协和医院工作，为协和医院的发展注入了活力。伍连德的贡献不仅在于他的医术，更在于他对医学教育的深远影响。

留学归来的刘瑞恒原本想申请到东北防疫处工作，但是伍连德了解到刘瑞恒在哈佛大学专攻外科，留在卫生防疫岗位上不利于发挥其专长，因此他便劝刘瑞恒继续从事外科，并为其联系了协和医院。刘瑞恒做外科医生的同时，还兼任伍连德的助手。1926 年，洛克菲勒基金会认为协和医学院和协和医院人才济济，已经可以自主管理，便将管理权交出，出任协和医院第一位华人院长的便是刘瑞恒。

林可胜先生是中国近代杰出的科学家之一，伍连德是林可胜先生的姨父。受姨父影响，林可胜少年时便赴英国学习，后在美国芝加哥大学获科学博士学位，1925 年回国后，经伍连德推荐到协和医学院任生理学教授。他是协和医学院生理学系首位华人教授和系主任，在消化生理学和疼痛生理学方面贡献卓越。他于 1926 年创建了中国生理学会并任首任会长，次年创办了《中国生理学杂志》。1928 年当选为中华医学会第七届会长。由于林可胜的科学研究成果和对人才的培养已超出生理学本身，奠定了中国生命科学的基础，被称为“中国生命科学之父”。2021 年 9 月 10 日，中国医学科学院北京协和医学院纪念生理学系建立 100 周年，同日“可胜大楼”在协和医学院隆重揭牌。

林宗扬是我国著名的微生物学家和免疫学家。1918 年，应伍连德邀请，留学归国的林宗扬到北京中央医院担任伍连德的助手，1919 年，他考入了美国约翰·霍普金斯大学，获公共卫生学博士学位。1937 年，任协和医学院教务长、细菌学系主任，直到 1988 年 10 月 5 日于北京逝世，林宗扬将毕生精力奉献给了中国医学的发展。

1925 年 9 月，伍连德的长子伍长庚带着父亲的期待赴美留学，获得约翰·霍普金斯大学文学学士、耶鲁大学哲学博士和罗切斯特大学医学博士。随后他又到英国伦敦深造，获得公共卫生学文凭。1935 年，伍长庚回到北京，服务于市政府卫生局，被任命为流行病部门负责人。寒来暑往，他始终坚持巡访北京城内和郊区的平民区。伍长庚就职的北平市卫生局第一卫生事务所是协和医学院公共卫生学系与市卫生局的合作机构，他还在协和医学院公共卫生学系兼职授课。伍连德也曾在协和医学院讲授过公共卫生学，父子同堂授课被传为佳话。

1942 年，在霍乱防治工作中，伍长庚不幸染病，于当年 11 月病逝。对伍连德来说，伍长庚的英年早逝无疑是无法治愈的悲伤。后来中国公共卫生事业逐渐发展，恰如伍连德所言："随着更多训练有素的年轻男女投身于科学之事业，我仿佛已能看到世界更加和平与理性的那天。"

今天中国已经有了大规模的公共卫生防疫机构、疾病防控机构和政府主导全社会参与的公共卫生服务体系，公共卫生事业和人民的健康水平发生了翻天覆地的变化。伍连德"造福国民，兼顾全世界人类的健康与幸福"的精神正被后人践行。

伍连德虽然在 1937 年离开了中国，但他的精神一直在中国医学界传承和发扬。无论是在抗日战争期间，还是在新中国成立后，伍连德的精神一直激励着一代又一代的医学工作者，为人民的健康和国家的强盛不懈努力。

本文根据黄建堃口述整理

整理　荆冰

参考文献

[1] 伍美瑞，伍忠豪，黄建堃．伍连德画传 [M]．北京：北京出版社，2023.

[2] 雷环捷．探寻北京的南洋痕迹 [N]．北京日报，2022-12-08.

中国公共卫生教育与实践的摇篮

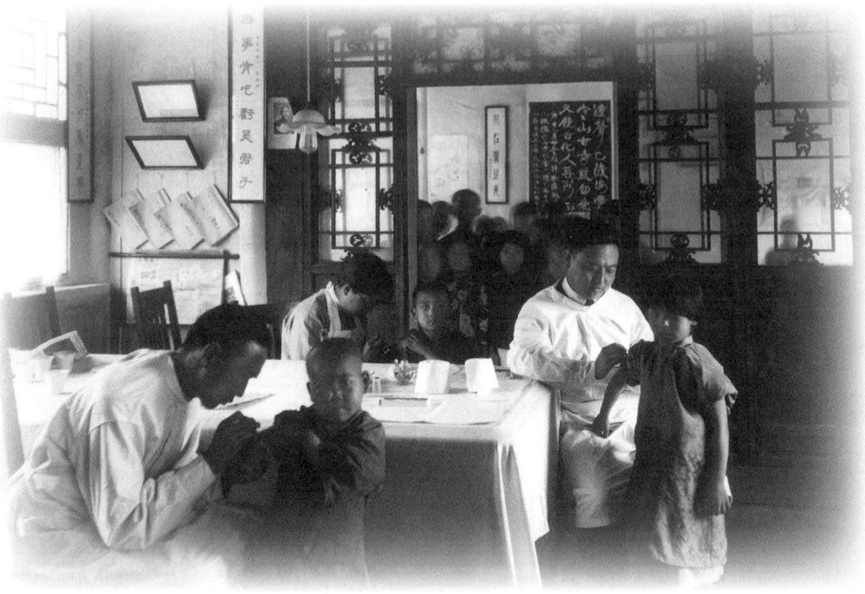

医护人员为儿童进行预防接种

“今天是公共卫生拯救了你的生命，只是你不知道而已。”这是《生命线》的作者温麟衍最喜欢说的一句话。然而，现代意义上的“公共卫生”概念，直到 19 世纪 30 年代才逐渐形成。

1834 年，英国通过了《济贫法修正案》，标志着有组织的、政府主导的现代公共卫生时期的到来。参与起草法案的埃德温·查德威克（Edwin Chadwick）在后续的执行调查报告中强调了“卫生状况”的重要性，并推动了人类历史上第一部《公共卫生法案》于 1848 年出台——这是人类第一次为保障公民的健康进行立法。19 世纪后半叶，宏观视野中的统计资料已开始在控制疾病中发挥作用，促进了统计学的发展和应用，奠定了今天流行病学和循证公共卫生学的基础。

1906 年，英国伦敦会与英美其他五个教会合作开办协和医学堂，医学堂名为 Union，即联合之意，译成中文——“协和”。

1914 年，洛克菲勒基金会关注到当时积贫积弱的中国，派出医学教育专家组成的联合考察团，对中国的教育、卫生、社会状况等方面进行了全面而细致的考察。最终，考察团得出一个结论：中国急需一所集科研、临床、教学于一体的高标准医学院。同年洛克菲勒基金会在中国注册成立了美国中华医学基金会（China Medical Board，CMB），专门负责洛克菲勒基金会在华医疗慈善事业，主要是投资、兴建与开办协和医学院。

1915 年，CMB 从伦敦传道会购买了协和医学堂及其医院和附近的地产，开始了重组工作，准备在中国打造一个全新的、医学科学的、精英教育的、可与欧美最好医学院校相媲美的医学院，传播现代医学和公共卫生知识，并建立附属医院。1917 年，协和医学院正式建立，并开始招生。这所曾被誉为“远东医学最高学府”的医学院不仅培养了大量杰出的医学人才，更成为中国公共卫生教育与实践的摇篮。

而关于协和医学院公共卫生教育的肇始，则要从一个人说起：John B. Grant——他的中国名字叫兰安生。

“公共卫生应是协和医学院最重要的工作领域”

兰安生的父亲兰雅谷（James Skiffington Grant）是加拿大一名医学传教士。1889 年，他被委派到宁波的一所教会医院从事慈善医疗工作。当医院病床不够的时候，兰雅谷会把患者带回家中休养，甚至会让患者睡在自己的床上。由于耳濡目染，兰安生也养成了悲天悯人的情怀。父亲曾对他说：

“当医生不光是治病救人，还要关注社会问题。”但在当时贫穷、落后的中国，他的工作仿佛“下水道不停地往外溢水，而他却在擦地板”。

兰安生的童年是在中西方文化的交融中度过的，他与中国的孩童一同玩耍，在烟台的教会学校接受教育，又回到加拿大完成高中学业，这使他既熟悉东方文化，又掌握了西方的科学知识，为日后的跨文化工作打下了坚实的基础。1912 年，高中毕业的兰安生站在人生的十字路口，经过再三思考，最终他决定追随父亲的脚步，成为一名医生。

1917 年，从密歇根大学医学院毕业的兰安生由院长维克多·沃恩（Victor Vaughan）引荐，加入了洛克菲勒基金会国际卫生部（International Health Division of Rockefeller Foundation，IHD），并于 1917 年末到湖南，开始了近两年的在华流行病调查工作。

在湖南工作期间，兰安生遇到了人生的一个重要机遇。当时，洛克菲勒基金会在中国开展工作的组织有两个，分别是负责开展公共卫生工作的 IHD 和 CMB。而关于公共卫生是否应列入协和医学院的工作范围，洛克菲勒基金会一开始并没有考虑。

1919 年，洛克菲勒基金会主席乔治·文森特（George Vincent）对中国做了一次考察。他在 CMB 驻华办事处主任顾临的陪同下考察了中国华北和长江中下游省份的卫生状况，并在湖南遇到了兰安生，经过讨论，他们认为协和医学院在这方面可以做些工作，应成立公共卫生学系。

1920 年，兰安生完成了调查任务回到美国，之后到约翰·霍普金斯大学医学院进修公共卫生学硕士学位。与此同时，协和医学院正面向全世界招聘医学各学科一流人才来校任教。

同年 11 月，文森特与 CMB 主席理查德·皮尔斯（Richard Pearce）认为公共卫生应当是协和医学院最重要的工作领域，决定在协和医学院开设公共卫生课程。同年 12 月，文森特致信约翰·霍普金斯大学公共卫生学院院长威廉·亨利·韦尔奇（William Henry Welch），向他征询兰安生是否为合适的公共卫生师资人选，韦尔奇复信，“他有能力和热情，勤奋而兼具有吸引力的个性”“他熟悉中国，并有志于在那里开创他的事业，这是最大优势”。文森特随后在发给时任协和医学院校长胡恒德（Henry S.Houghton）的信中写道：“我们对他的能力和精神充满信心，确信他将成为师资的有用之才。”

由此，兰安生于 1921 年回到中国，以 IHD 驻远东代表兼任协和医学院病理系副教授的身份进入协和医学院。他的任务是对中国进行广泛而深入的观察，开展中国的公共卫生学。来到协和医学院后，兰安生在病理系建立了公共卫生部（Public Health Division），以此为基础筹建公共卫生系，并于 1922 年在病理系课程中设置了预防医学课程。

事实证明，兰安生没有辜负所有人的希望。在他的带领下，协和医学院的公共卫生教育自此起步。

“60% 有效的本土运动，强过 100% 效率的西方运动”

正如韦尔奇在信中所说，兰安生了解很多外国人无法看到或者理解的真实现象，而这恰恰是那个年代绝大多数外国人做不到的。当时，中国虽然以一场新文化运动迎来了“德先生”（Democracy）和“赛先生”（Science），但对内，北洋政府统治时期军阀割据混战，民不聊生；对外，1915 年“二十一条”余波仍在，1919 年巴黎和会上中国外交失败则再一次印证了弱国无外交，当时外国人没能让中国人采取他们的卫生运动，彼时兰安生认为，支持本土卫生运动才是更好的选择。“60% 有效的本土运动，强过 100% 效率的西方运动”。这句话成为影响协和医学院公共卫生教育定位的“兰安生名言”之一。

1922 年，兰安生在病理系的课程中设置了预防医学。1923 年 8—9 月，他为协和医学院已经毕业的学生特别开设了补习班，讲授公共卫生的教授法、公共卫生教育的学理和实行、预防医学的进步等课程，该班还有协和医学院生理学、细菌学、寄生虫学、解剖学、病理学等系的教员轮流演讲。兰安生讲课生动，积极引导学生们关注社会现实问题，培养他们的实践能力和社会责任感，这影响了很多医学生对医学的认识，甚至是职业选择。

1924 年，兰安生创建卫生与公共健康系（Department of Hygiene and Public Health）（后更名为公共卫生系）并担任教授和系主任。为了让学生更好地将理论知识应用于实际工作中，1925 年 9 月，他推动建立了京师警察厅试办公共卫生事务所（1928 年更名为北平市卫生局第一卫生事务所，以下简称“一所”），该所不仅为辖区内居民提供了基础的医疗卫生服务，还成为协和医学院公共卫生专业学生的实习基地。在兰安生的指导下，学生们将所学知识应用于实践，不断积累经验、提升能力。同时，兰安生还创新性地培养了一批公共卫生护士，他们分片包干，负责各自社区的健康管理和疾病预防工作。

1926 年起，一所开始接收医学生开展为期 4 周的公共卫生现场实习，后续协和护校的学生培养也纳入了这一环节。正是那一年，协和医学院调整领导层的结构，主要职位倾向由中国人担任。因此，协和医学院大力引进具有相关社会阅历与知识背景的精英人才，并迎来了首位中国籍副院长——著名医学教育家、公共卫生学家颜福庆。

“为人群服务”

作为第一位获得耶鲁大学医学院优秀博士毕业生的中国人，颜福庆在上海同仁医院（今上海交通大学医学院附属同仁医院）实习期间，曾以矿医的身份与近万名华工前往南非。他天生对民众有着极强的悲悯与同情，这足以解释他一辈子作为医生，却最终专注于公共卫生事业发展的原因。

1910 年 2 月，颜福庆来到湖南长沙，开始在雅礼医院坐诊并在雅礼大学堂讲授卫生学。他的加入使医院的就医人数大幅增加，但他关心的不仅是需要他帮助的患者个体，他还看到了那些未能得到治疗的人群。雅礼医院的创办者——美国传教士胡美医生回忆：“在公共卫生方面，主要是结核病和梅毒，但是当时大家对于预防的概念几乎没有，颜医生就印刷传单做宣传”。

1914 年，湘雅医学专门学校及湘雅医院正式成立，颜福庆出任校长，并创设预防医学系，兼任主任，讲授公共卫生学。他深知公共卫生教育对培养医生全面素质的重要性，因此注重理论与实践相结合，努力培养既懂医学又懂公共卫生的复合型人才。早期的湘雅毕业生中，不仅有发现沙眼衣原体的汤飞凡、热带病学专家应元岳等驰名中外的医学大家，还有我国防痨事业的先驱吴绍青。

1915 年 2 月，颜福庆与公共卫生学家、中国防疫事业先驱伍连德等 21 位医学界同仁在上海共同发起成立了中华医学会，并当选为首届会长，这一举动如一簇火光，引领中国现代医学走向了快速发展的道路。

然而，这火光却在混乱的时局中摇曳。1924—1927 年，轰轰烈烈的国民革命运动及北伐战争使湖南成了各方势力角逐的中心。1926 年 12 月 15 日，颜福庆被迫带着妻儿离开湖南，后来接受了协和医学院的邀请担任副院长。

颜福庆担任协和医学院副院长的一年半里，史料中并未留下太多颜福庆、兰安生二人携手共谱中国公卫事业的记录。1928 年 6 月，颜福庆辞去协和医学院的职务，以首任院长的身份接手第四中山大学医学院（今复旦大学上海医学院）筹备工作时，兰安生的一套更加符合中国现状的公共卫生体系即将于河北省定县落地，而这与颜福庆毕生倡导并推行的“为人群服务”的医学宗旨不谋而合。

经兰安生推荐，协和医学院 1925 届毕业生姚寻源和 1929 届毕业生陈志潜先后前往河北省定县，参与晏阳初的平民教育运动和乡村建设实践，主持农村卫生实验区建设，并创造性地结合乡村平民教育运动的开展，动员当地村民参与农村卫生工作，通过就地培养掌握卫生知识和适宜技术的基层保健员，自下而上建立起农村三级保健组织，有效形成并支撑了初级卫生保健在乡村的建立与发展，称“定县模式”。

1930 年，兰安生的《公共卫生学》一书由中华卫生教育研究会发行，成为中国公共卫生事业发展进程的代表性著作。

《公共卫生学》与“协和模式”

“顾欲图术业之发展，须有专门之人才。而灌输学术，蔚起人文，则惟书籍是赖。”时任国民政府卫生部代理部长的刘瑞恒在《公共卫生学》序言中的一段话，揭示了公共卫生教材在公共卫生人才培养中的作用。尽管在此之前，国内亦有其他中文版卫生著作问世，但兰安生的《公共卫生学》并不是单纯地“借鉴欧美原文”，而是取材于他本人历年在协和医学院讲授公共卫生课程的心得与精华。为保证准确性，我国首位细菌学博士余濱在译述《公共卫生学》中文版时，专门邀请了协和医学院中文部主任姜文熙和国民政府中央卫生实验处副处长金宝善进行审阅与校核，并在英文版基础上增加了有关当时中国卫生行政的历史沿革、现况组织和未来计划等内容。

《公共卫生学》全书共 376 页，分为十个章节，内容涵盖公共卫生发展史、公共卫生与医学的关系、组织机构、统计学应用、传染病管理、儿童保健、学校和工业卫生等多个方面。在书中的核心章节“传染病管理”中，兰安生定义了传染病及其历史发展，并从流行病学角度深入分析了传染路径和感染因素。更重要的是，他还在书中详细列举了报告登记、隔离检疫、消毒、免疫接种等科学管理措施，并强调执行过程中应遵循国家大法与地方实际相结合的原则。可以说《公共卫生学》的出版不仅推动了近代中国公共卫生教育的发展，也为中国卫生行政体系的建立奠定了基础。

自20世纪30年代起，协和医学院的公共卫生教学形式基本得以固定。在早期课程总学时接近4000小时的大框架下，公共卫生学在第三和第四学年开课，共162学时，包括理论学习和现场实习两种形式，现场实习又涵盖了开展社区卫生调查和前往一所或定县参与公共卫生现场工作。协和医学院对上述城乡两个公共卫生教学基地因地制宜的投入与管理，既保证了学生在公共卫生现场教学的高标准和高质量，也促进了两大基地开展公共卫生实践与研究的高起点和高水平。

对学生而言，公共卫生教育的这种变革带来的影响可能是终身的，对社会和国家而言，这种影响的深刻性也是不可估量的。以兰安生为代表的协和医学院公共卫生先驱，通过公共卫生在地化教育和实践，不仅成功培养了姚寻源（1925届）、李廷安（1926届）、陈志潜（1929届）、裘祖源（1931届）、严镜清（1932届）、叶恭绍（1935届）、何观清（1937届）等一大批公共卫生人才，更为解决在近代中国如何应用科学医学和公共卫生知识，促进城乡民众的健康福祉水平，找到了现实出路，树立了历史典范。

然而，日本发动的侵华战争摧毁了兰安生和他的学生为之奋斗了多年的事业。1939年，兰安生前往印度继续自己的公共卫生事业，他没有忘记中国，而是积极支持中国人民的反侵略事业。抗日战争期间，他数次前往重庆，指导后方的公共卫生防疫工作。他把自己的工作经验总结为“协和模式”，在全世界推广，成为世界公共卫生史上永恒的经典。

回望往昔，自豪与感激并存：先辈们的精神灯塔照亮后人前行之路，无数协和人的智慧与汗水，铸就了协和公共卫生的坚实基础。

携手未来，满怀信心与期盼：协和医学院将继续书写更多关于梦想、责任、创新与奉献的辉煌篇章。

整理　尹晗

| 参考文献 |

[1] 范福潮. 庚子变法是如何发生的 [J]. 南方周末，2014.6.26.
[2] 乔治·罗森. 公共卫生史 [M]. 黄沛一，译. 江苏：译林出版社，2021.8.
[3] 金力，袁正宏. 福佑人群 颜风长庆：颜福庆教授诞辰 140 周年纪念文集 [M]. 上海：复旦大学出版社，2022.10.
[4] 缪尔·格雷. 如何践行群医学 [M]. 王辰，杨维中，译. 北京：中国协和医科大学出版社，2022.7.
[5] GRANT JB. Reminiscences of John Black Grant, 1961[EB/0L]. [2021-09-01]. https://elio.columbia.edw/catalog/4074991.
[6] MARKEL H. Victor C. Vaughan[J]. JAMA，2000，283（7）：848.
[7] 北京图书馆. 民国时期总书目（1911—1949）：自然科学·医药卫生 [M]. 北京：书目文献出版社，1995：1.
[8] 张大庆. 中国医学人文学科的早期发展：协和中文部 [J]. 北京大学学报（哲学社会科学版），2011，48（6）：124-129.
[9] 徐璐，金宝善. 中国卫生防疫先驱者 [J]. 中国卫生人才，2020（5）：56-59.
[10] 张大庆. 国际联盟卫生组织与中国公共卫生事业 [J]. 医学与哲学，1994（11）：51-52.
[11] 龚纯. 中华民国的卫生组织（1912—1949）[J]. 中华医史杂志，1989，19（2）：80-85.
[12] BU L, FEE E. John B. Grant International Statesman of Public Health[J]. Am J Public Health, 2008, 98 (4): 628-629.
[13] 廖苏苏. 北平第一卫生事务所的历史贡献 [J]. 中华医史杂志，2015，45（5）：286-294.
[14] 张庆宁，廖苏苏，张孔来. 河北定县农村卫生实验区的创建始末及影响 [J]. 中华医史杂志，2016，46（4）：221-228.
[15] 景军. 现代预防医学在乡土中国的实践源头和本土化过程：定县实验 [J]. 西南民族大学学报（人文社科版），2018，39（7）：1-6.
[16] 讴歌. 协和医事 [M]. 北京：生活·读书·新知三联书店，2007：355.
[17] 狄瑞德. 医学教育与北平协和医学院之课程 [J]. 中华医学杂志，1934，20（12）：1526-1546.
[18] 王忠仁. 中国防痨事业的创始人之一裘祖源教授 [J]. 中华结核和呼吸杂志，2011，34（3）：164.

协和公共卫生的发展历程

自20世纪初协和医学院创立公共卫生学系以来，历经风雨洗礼，不仅见证了中国公共卫生事业从无到有、由弱变强的辉煌历程，更孕育了一代代公共卫生领域的杰出人才。从陈志潜深入农村，开创中国农村医学的先河，到何观清引入现代疾病监测理念，奠定流行病学研究基础，再到联合公共卫生学院的成立与蓬勃发展，协和医学院公共卫生学院始终秉持着“预防为主”的信念，以创新精神和务实态度，推动中国公共卫生事业走向高质量发展。这里不仅是医学知识的殿堂，更是人文关怀与科学精神交融的圣地，每一页历史都书写着协和人对生命的敬畏与对健康的不懈追求。

兰安生与陈志潜的公共卫生实践

协和医学院兰安生和陈志潜等创立和践行的北平市卫生局第一卫生事务所（以下简称“一所”）和河北省定县农村卫生实验区，是我国最早开展城市和农村公共卫生事业的典范。

在20世纪初，中国公共卫生事业尚处于萌芽阶段。1921年，兰安生作为协和病理系的副教授，在协和医学院建立了公共卫生部，并于1924年提议并建立卫生与公共健康系（Department of Hygiene and Public Health）（后更名为公共卫生系），他担任首任系主任。兰安生坚信公共卫生的重要性，他始终秉持“一盎司的预防胜过一磅的治疗”的理念，认为只有在全社会推广公共卫生，才能解决人群的卫生保健问题。1925年9月，兰安生争取到了北京市政府的支持，在北京市内务部街成立了京师警察厅试办公共卫生事务所，即后来的一所，这是中国最早的城市社区卫生服务示范区，服务社区居民达 10 万人。

与此同时，陈志潜也在公共卫生领域做出了杰出贡献。1929 年，陈志潜从协和医学院毕业后，放弃了城市的生活，举家迁往农村，致力为中国农民提供保健服务。他在河北省定县创立了农村卫生保健模式，并在四川省的农村探索新中国的农村医学模式，被称为“中国农村医学模式的创立者”。

北京协和医学院基础学院流行病与卫生统计学系主任单广良教授谈到这两位公共卫生的先驱者时表示，兰安生与陈志潜分别在城市和农村两个不同的区域内，奠定了中国公共卫生事业的基础，现在看他们的很多理念依然是有远见、不过时的。

兰安生在一所的工作中，不仅注重理论教学，还积极推动实践操作，让学生们走出教室，深入社区，了解居民的实际需求。一所要求学生做公共卫生护理时，因地制宜，注重运用家庭中现有的物品，而不是用外来的医疗设备，十分贴合当时百姓的生活实际。另外，当时从事公共卫生工作的人员基本都毕业于临床专业，指导工作也更专业，“将基层保健融入协和医学院教学科研中，对于协和的教学起到了非常关键的作用，后来也被国内外所效仿。”单广良说。

单广良教授特别提到，从当时的老照片可以看到，一所的健康教育理念很超前，他们不再囿于简单的文字和图片。一组介绍新法接生的宣传照显示，就诊者可以在候诊室内看到从接生前的准备到出生后婴儿的小衣服，为患者呈现出一个生动的新法接生的场景，令人一目了然，印象深刻。这种理论与实践相结合的方式，为后来的公共卫生教育模式奠定了坚实的基础。

陈志潜则在农村地区身体力行，通过设立“夫妻卫生所”、编写《卫生教育讲义》等方式，将现代医学知识普及到基层。在河北省定县，陈志潜和他的团队为农民预防接种、防病治病，编写教材、亲自授课使得公共卫生知识得以在农村广泛传播。他深知农村地区医疗资源匮乏，因此特别重视基层医疗人员的培养。他选择在当地有一定影响力的村民，培养他们掌握初级卫生保健的技能，服务当地百姓，用最低的成本培训出一支“留得住、带不走”的基层公共卫生保健队伍。这些举措不仅改善了当地居民的健康状况，更为中国农村公共卫生事业的发展积累了宝贵经验。一个明显的例证是，在当时霍乱大流行的时候，他建立的村卫生站里，尽管条件很差，但是霍乱的治愈率远远高于其他地区。

几乎同时期，我国流行病学一代宗师、将一生奉献给中国公共卫生事业的何观清教授开始了他在一所的实践。从美国约翰·霍普金斯大学回国后，1949 年起，他兼任一所所长多年，将注重现场实习的思想始终贯彻在协和医学院公共卫生教学中。

全国疾病监测系统初步建立

当时一所的主要工作，除了健康教育、妇幼卫生、工厂卫生外，还有一项重要的工作，就是生命统计，曾开展过社区出生死亡统计和 9 种传染病的发现和报告，并结合社区实际提出我国第一个死因分类表。我国最早对结核病的调查数据就来源于协和医学院的现场生命统计。

新中国成立初期，我国的公共卫生体系十分薄弱。1949 年，全国仅有 9 个妇幼保健院和 11 个专科防治所。政府逐步提出面向工农兵、预防为主、中西医结合和爱国卫生运动相结合的方针，各地成立卫生局和医疗卫生机构，参照苏联的模式，建立了以“五大卫生”（食品卫生、劳动职业卫生、环境卫生、学校卫生、放射卫生）为核心的公共卫生体系。

1979 年，我国卫生事业百废待兴，协和医学院复校开始招生，此时流行病研究室只有何观清教授一位正式在编人员，急需流行病学人才恢复正常教学任务。1983 年 4 月，张孔来从北京医学院调至协和医学院，在何观清教授的领导下，与李辉、金苏华、曾宪嘉等 5 人共同成立了协和医学院流行病学教研室，给协和医学院 8 年制学生讲授流行病学知识，培养疾病预防与群体医学思维，并且还到东直门医院和通县防疫站进行现场教学和实习。

1979 年，何观清教授随卫生部考察团访问美国、欧洲和日本的公共卫生。他敏锐地发现，中国公共卫生的落后，首先表现为疾病监测理念和实践的落后。于是，在卫生部的领导和支持下，他带领的团队承担起了全国传染病疫情监测的任务，开始创建全新的国家综合疾病监测系统。这个监测系统至今还在我国的公共卫生工作中发挥着重要作用。何观清教授因此成为我国医学界提出疾病监测概念的第一人。

疾病监测是一项需要长期、连续地收集、核对、分析疾病的动态分布和影响因素的资料，并将信息及时上报和反馈，以便及时采取干预措施的工作。它的核心思想是信息决策。当时在我国建立疾病监测不仅面临人员少、经费不足的困难，更重要的是疾病监测理念在中国几乎是空白。因此，何观清教授在建立我国疾病监测系统、选择监测点、培养监测队伍、确定监测内容、制定长远监测规划等方面，始终坚持一切从中国的实际情况和实际需求出发，灵活运用流行病学和疾病预防控制理论，提出了适合我国国情的清晰设计理念和可行的行动方案。

鉴于在全国建立疾病监测的条件不足，因此只能以点带面，在各省选择条件较好且自愿参加的 13 个省市防疫站共同组织成立全国长期疾病监测组，每个省市两个点，城乡各一个，监测人口约 10 万人。监测的疾病也非全部病种，而是以传染病为主。北京市东城区作为首个疾病监测点，还开展了非传染性疾病的监测，并发表了多项监测分析报告。

1983 年，流行病学教研室接管了全国的传染病监测工作，何观清教授继续带领团队深入基层，了解情况，指导工作，每年召开会议，进行学术交流总结和研究工作。后来在卫生部的支持下，此项工作被列为我国卫生系统重点科研攻关课题，监测点逐步在全国建立起来。1988 年，监测点扩大到

29 个省（自治区、直辖市）71 个点，分布大半个中国，监测人口约 1000 万人，在此过程中逐步完善健全了法定传染病报告及登记制度，开展每年一次的漏报、漏诊调查，开展暴发疫情报告、登册及处置，开展儿童基础免疫规划的系统登记和调查，并作出效果评价，收集人口出生及死亡资料等。

1989 年，中国疾病监测课题被授予卫生部科技进步奖，疾病监测点的工作在国际上也受到了高度重视。此时，疾病监测的工作也随机构调整由中国医学科学院转到了中国预防医学科学院。在既往工作的基础上，中国预防医学科学院与世界银行合作，利用监测点的资料，对中国疾病死亡进行纵向分析和预测，并提出了相关的预防策略。其分析结果对卫生部提出疾病模式转变、一手抓传染病防治一手抓慢性病防治的策略有着重要影响。

经过 10 多年的努力，全国疾病监测系统初步建立，积累了大量可靠的数据，中国的疾病监测工作已经覆盖全国各省（自治区、直辖市），疾病监测也已经成为各级疾控中心的主要任务之一。当前，我国已建成全球规模最大的传染病网络直报系统，而监测病种也早已走出传染病的范畴。

联合公共卫生学院的成立

1983 年 12 月 23 日，卫生部报国务院批准成立中国预防医学中心，由原属中国医学科学院的卫生研究所、流行病学与微生物学研究所、病毒学研究所、寄生虫病研究所、环境卫生监测站、食品卫生检验所六个研究单位和卫生部直属的工业卫生实验所划出组成。

1986 年 1 月 19 日中国预防医学中心更名为中国预防医学科学院，现为中国疾病预防控制中心，后来工业卫生实验所复归卫生部直接领导。

20 世纪 80 年代末，随着公共卫生事业的复兴，原有的流行病学与微生物学研究所已经不能承载越来越繁忙的工作，建立公共卫生学院被提上了议事日程。

1989 年，由中国协和医科大学、北京医科大学、中国预防医学科学院共同创建的联合公共卫生学院挂牌成立，陈春明教授担任联合公共卫生学院院长。三院校发挥各自优势，共同举办公共卫生研究生班，学制 2 年，旨在培养实践型、管理型公共卫生高层次人才。研究生班招生工作由北京医科大学组织，教学任务由三院校共同组织实施，学籍管理由中国预防医学科学院负责。

据原联合公共卫生学院副院长李辉教授回忆，成立伊始，师生们上课的条件很艰苦。“校址定在中国预防医学科学院，在北京市朝阳区潘家园 7 号的一栋大楼旁边的胡同找了一块地方上课，搭上棚子，砌个灶，几张方桌，两条长板凳，就是师生的食堂。因为人多地小，经常得蹲着吃饭。”

尽管当时办学条件艰苦，但从这里毕业的学生后来大多成为全国各地公共卫生事业的中流砥柱和骨干人才。这与联合公共卫生学院成立之初的办学宗旨和人才培养机制密不可分。

建立一所“无墙式公共卫生学院”，不局限于学院式公共卫生教育，强调以实践型教学为主，是联合公共卫生学院的办学思想。在这样的共识之下，秉承宁缺毋滥的原则，联合公共卫生学院第一届只招收了 22 名学生，全部来自基层。李辉教授回忆说，当时对于学生的选拔，最为看重的是实践，所以要求所有报考学生必须有 4 年以上工作经验，而在考试时，学生的面试成绩最为重要。在教学理念方面十分注重实战，要求学生完成基本的课程实习后，至少有半年的时间在基层防疫部门蹲点，找出这一地区主要的公共卫生问题、影响因素及对策措施，然后写成工作报告，由此在实际工作中培养了学生分析和解决问题的能力。有一部分优秀的学生可以参与国家重大科研课题，这对开阔学生的专业视野、提升工作能力具有重要的作用。

1991 年 12 月 14 日，联合公共卫生学院举行了首届研究生毕业典礼。1992 年 6 月 20 日，卫生部发文，将联合公共卫生学院更名为协和公共卫生学院，仍采用联合办学的方式。1993 年 4 月，三院校签署了《联合培养公共卫生研究生协议书》，共同培养公共卫生硕士研究生。

如今，毕业于联合公共卫生学院的学生们在全国疾病预防控制中心及地方疾控系统中各自发挥着重要的作用。

阻击艾滋病

1985 年 6 月 5 日，一位 34 岁旅居美国 15 年的阿根廷籍男性来中国旅游，其被协和医院王爱霞主任诊断为艾滋病（AIDS）晚期，成为中国大陆地区确诊的第一位艾滋病患者。

为了更好地控制艾滋病，1990 年，世界卫生组织的专家来中国培训艾滋病防治的相关知识，时任中国协和医科大学社会医学与公共卫生学系流行病学教研室主任张孔来教授担任翻译。张孔来在担任翻译工作的同时，不断学习艾滋病防治知识，成为领导眼中“懂艾滋病的公共卫生专家”。鉴于这样的机缘，在世界卫生组织派了 8 位专家来中国培训艾滋病防治技术时，卫生部安排艾滋病多发省份的疾控中心人员来北京接受培训，张孔来被委派协调工作。

随着了解的深入，张孔来意识到艾滋病的传播与社会行为的关系密切。他首先在协和医学院医学生的教学中加入社会行为学的内容。为了扩大全社会对艾滋病的重视，卫生部邀请世界卫生组织专家来华讲解艾滋病与社会行为的关系。此次培训会除了组织医生、公共卫生等医疗专业人才外，还邀请了教育部、司法部、公安部、青年团、妇联等各个领域的人员参加，张孔来在其中起组织协调作用。

张孔来在国内较早地开展了艾滋病传播与社会行为之间的研究，并创建了群众团体中国艾滋病工作网络（China AIDS Network，简称“艾网络”），张孔来为首任主任，成员主要来自国内艾滋病防治相关领域，其成员积极参与和配合相关工作，在社会层面和艾滋病患者中的影响力不断扩大。动员全国预防疾控中心进行艾滋病防治宣传，如加强长途汽车司机、吸毒者等对艾滋病和性行为的认识，让他们远离危险，并减少社会对艾滋病的歧视。此外，张孔来还组织研究生做流行病学调查工作。

为了有效预防艾滋病，国外学者提出了“艾滋病防控 ABC 策略”，即“禁欲（Abstinence）、忠诚（Be Faithful）、安全套（Condom）”的首字母。在张孔来的宣传与倡导下，“艾滋病防控 ABC 策略”开始深入人心。张孔来领导的教研室也是全国最先研究社会行为与艾滋病传播关系的学术机构。

目前，我国艾滋病疫情整体处于低流行水平。在《中国艾滋病流行病学研究新进展》中提到，截至 2020 年底，中国共有 105.3 万人感染艾滋病病毒，累计报告死亡 35.1 万人。2021 年是全球发现艾滋病 40 周年，艾滋病防治目标也转到了“2025 年底实现 95－95－95－95 的目标”（95% 高危人群得到综合预防、95%HIV 感染者被检测发现、95% 被检测发现的 HIV 感染者接受了抗逆转录病毒疗法、95% 接受抗逆转录病毒疗法的 HIV 感染者病毒复制得到成功抑制）的新阶段。2023 年 11 月 1 日，据国家新闻办公室介绍，近十年来，艾滋病死亡率从 2012 年的 0.84/10 万上升到 2019 年的 1.5/10 万，随后下降到 2021 年的 1.39/10 万。中国在努力防治艾滋病的进程中，也积极投入到世界艾滋病防治的工作中，在全球卫生领域中扮演越来越重要的角色。

“到现场去”与被“熏”出来的学生

到基地去，到现场去！

协和医学院的公共卫生教育中，现场实践一直占据着核心地位。现场实践强调了理论与实践的紧密结合，以及对公共卫生问题的实地考察和深入理解。何观清教授曾说，流行病学方法的精髓是现场观察和现场实验，他认为“没有现场就没有流行病学”。何观清教授一贯坚持流行病学工作者深入现场实践的传统，很多前辈、学生在对他的回忆中，处处闪现着何观清教授做现场工作的身影。在回忆何观清教授在甘肃做黑热病防治研究时，“两个人共用一辆自行车，一人骑车，一人走路，半路时骑车者下来放下自行车走路，后面走的人到这里接着骑车前行，如此交替……”20 世纪 70 年代末，已年近 70 岁的他还骑着一辆旧自行车，在寒冷的冬天带着研究生到北京市东城防疫站讨论建立疾病监测点的工作。

张孔来教授回忆自己从 1952 年进入北京医学院学习公共卫生开始，在基层和公共卫生领域工作了 60 余年，记忆中最辛苦的一天，是背着行李走了 45 公里只吃了一顿饭。

单广良教授说，“到现场去”一直是协和医学院公共卫生学院的传统和特色，无论是学生实习，还是对当地居民开展健康状况的调研和疾病专题研究，都是依托“现场”了解并发现问题，最终解决问题。在这个过程中，学生们也耳濡目染，不但在现场实践中提升了专业素养和解决问题的能力，同时继承了协和前辈们不畏艰苦和使命担当的奉献精神。

“很多东西并不是靠教授们在课堂上一字一句教出来的，而是‘熏’出来的”，单广良教授说。

值得一提的是，张孔来教授组织翻译的 Healing the Schism，中文译名为《弥合裂痕》，其主旨就是弥合预防医学与临床医学之间的裂痕。该书得到医学教育家邓家栋教授等人的推荐。张孔来教授在《生命线》一书的序中写道：“公共卫生专业人员深入现场，奋斗在防控疾病的一线，一切指向都在于服务人民。为公众服务是公共卫生的准则；关怀弱势群体是公共卫生的应有之义；扎根基层、与基层的公众同吃同住同劳动，是每一位公卫人的必修课，也是对个人品性的锤炼。”

回首过往，可以看到协和公共卫生前辈始终坚持理论与实践、个体与群体、医学与社会相结合的理念，在消除黑热病、疟疾、丝虫病、梅毒等方面都做出了开创性贡献。

本文根据中国医学科学院基础医学研究所张孔来教授、单广良教授、李辉教授口述整理

整理 荆冰 黄晶

参考文献

[1] 中国公共卫生与流行病学一代宗师何观清编委会. 中国公共卫生与流行病学一代宗师何观清 [M]. 北京：北京出版社，2011.

[2] 张孔来. 公共卫生：由个体向群体的叙事转向 [N]. 医学科学报，2023-12-15（12）.

[3] 何纳. 中国艾滋病流行病学研究新进展 [J]. 中华疾病控制杂志，2021.12（12）：1365-1368，1480.

第二篇

协和公共卫生的开创性贡献

“一所”城市的良知

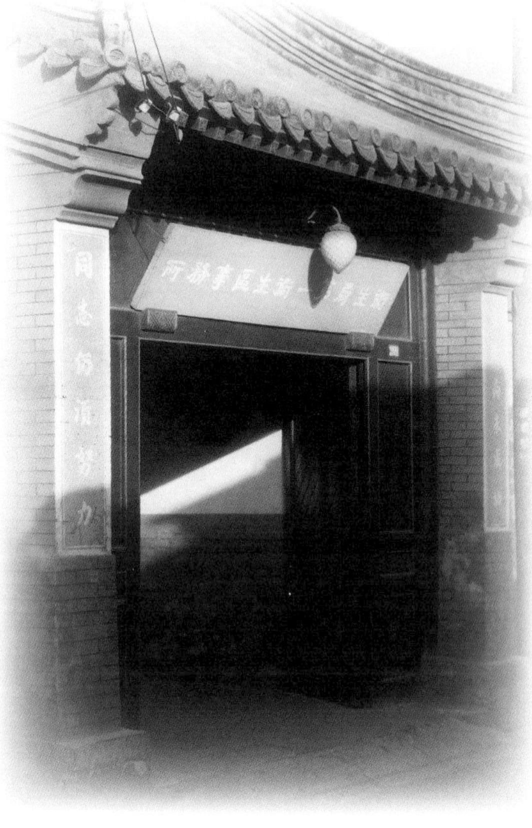

北平市卫生局第一卫生事务所

人类与瘟疫的斗争绵延千年，且从未停止。在这无数场遭遇战中，人类逐渐发现：防治疫情，与其下游抗洪救灾，不如上游拦洪筑坝。而在医学领域，“拦洪筑坝”有一个专有名词：公共卫生。

老北京过去有一句话叫“臭沟开，举子来”。开沟指的是旧时每年农历二月要对下水道进行定期的疏浚和清理——那时气候寒凉，选择这一时间开沟避免了高温下细菌的滋生，这其中不难看出古人的智慧。

然而，古人的智慧在20世纪初的中国却“疲态”尽显。一场肺鼠疫与中国北方接连暴发的一系列流行病，宣告着人口密度增加与铁路建设带来的流动性增强等因素已使传统医疗防预体系濒临失效，也使彼时的中国对建立现代公共卫生体系的呼唤愈发迫切。

1921年，受洛克菲勒基金会委派，兰安生以洛克菲勒基金会国际卫生部驻远东代表兼任协和医学院病理系副教授的身份进入协和医学院。当时人们或许未曾想到，未来，这位出生于中国的加拿大人，将在中国开启公共卫生事业。

公共卫生教学及研究的实践基地

作为“60%有效的本土运动，强过100%效率的西方运动”的提出者，兰安生来到北京后，旋即对公共卫生的基本情况展开了调查，但发现这里没有可以实现公共卫生的基础条件：普遍贫穷、缺乏卫生设施、系统不健全、文盲泛滥、没有任何现代的医疗保健系统……面对公共卫生落后的现状，兰安生认为，城市公共卫生的首要关键是“本土化”。具体来说，一是与当地居民打成一片，真正了解这片土地的公共卫生环境。二是在此基础上建立有效的公共卫生措施。

1921年，兰安生在病理系建立了公共卫生部，以此为基础筹建公共卫生系，并于次年在病理系课程中设置了预防医学课程。除了讲授公共卫生学理论知识外，他还给正处在思想塑型期的协和医学院的学生上了一堂生动的民生课，课程的主旨是：走出医院，走进胡同，超越个体，关注整个社区更广人群，到达底层百姓生活的真实世界。只有从社会人群的开放环境，而不是从摆满玻璃精密仪器的实验室中了解社区居民卫生健康问题，去寻找治疗依据，从群体而非个体的角度，去寻找一种维护社区成员健康的办法，才能使医学与社区服务成为一体。可以说，兰安生的到来及其对协和医学院的影响，逐渐解除了“协和为谁”的质疑，并在实践中解决了“精英落地”的问题。

1924 年，兰安生创建卫生与公共健康系（Department of Hygiene and Public Health）并担任教授和系主任，他认为，公共卫生是社会经济发展的重要组成部分，通过社区卫生保健机构的建立，将预防与治疗相结合，能够最有效地实现卫生保健。而北平市卫生局第一卫生事务所的成立，是兰安生对这一理念的践行，也是近代中国城市公共卫生体系建设的实践范例。

兰安生认为：“公共卫生系需要拥有一个 4 万 ~ 6 万人规模的样本教学社区，如同医学系需要一个 250 张床位规模的教学医院一样。”在这一教育理念下，兰安生通过校内外多方奔走争取支持，在 1925 年 9 月获得隶属于北京民国政府内务部中央防疫处和京师警察厅的支持，在一座旧庙的基础上成立京师警察厅试办公共卫生事务所（1928 年更名为北平市卫生局第一卫生事务所，以下简称“一所”），作为协和医学院医学生和护士生公共卫生教学及研究的实践基地。一所在行政上先后隶属于京师警察厅和北京市卫生局，业务上接受协和医学院的领导与资助。

事务所先分为 3 科，“卫生科掌理一般卫生、检验饮食物品及饮水等；统计兼防疫科掌理生死疫病统计、调查死亡原因、施行预防注射等；保健科掌理学校及工厂卫生，并设有卫生诊疗所及公共卫生看护，借以增进人民健康。”后来改为 5 股，分别负责统计兼防疫、环境卫生、卫生保健、公共卫生护理等工作。此外，一所还设立了董事会，兰安生为董事，指导事务所工作，他把一所办成了协和公共卫生的教学现场，让学生深入了解社区居民的卫生、健康和疾病的情况和问题，并运用他们学到的医学知识和技术。在为居民提供个体服务的同时，使学生学习从群体分析解决健康和疾病问题。

协和医学院建立之初对标的是世界一流的医学院。而兰安生与一所使其从仿照标准到开始建立标准。当时，许多世界一流的医学院并未开设公共卫生课程和社区医学，更没有开展社区实习。我国著名公共卫生学家、国内遗体捐献项目发起人之一严镜清教授在《我的母校协和医学院》一文中提到，一所成立之前，欧美的医学院校在卫生学的教学方面，还只限于讲课和参观，至于除参观外，还有实习并参加操作，则以协和为首创。

中国城市公共卫生体系建设的“一所”范例

在教学之余，兰安生使一所发展成为城市基层医疗卫生服务的实验基地，建成了中国第一个基础医疗保健网，并将北京市东城内的一区划为卫生示范区。该区人口起初约为 5 万，后增加到 10 万，而一所的任务，就是解决示范区十万居民从生到死的各个时期可能出现的疾病和健康问题。

卫生示范区建立之初，就开始了一项工作——生命统计，这一工作是想把这张数字的地图，变成城市医疗保健的依据。这是中国第一次科学地进行居民的生命统计，在这张数字地图上，能够清晰地了解服务对象是谁，有多少人，他们的年龄、性别、职业的分布，出生和死亡的情况。而建立与数字地图匹配的二级医疗保健网，是真正实现空间叠合的关键。

为此，一所建立了地段保健（包括学校卫生和工厂卫生），由一所医疗保健各科门诊组成的二级医疗卫生保健网，开展地段保健、普通门诊、学校卫生、工厂卫生、传染病管理和生命统计工作。一所对示范区内的垃圾、粪便和污水处理及饮水和食品卫生制定了详细的监督办法。示范区对社区内发生的九种传染病进行监测，主要包括鼠疫、天花、伤寒等。这也是后来中国实行的三级医疗预防保健网的雏形。

此外，一所还培养了非常重要的服务力量——公共卫生护士。

公共卫生护士也称地段护士，他们承担了社区访视的主要工作，哪个地段一旦发现了急性传染病患者，就立即转送事务所的门诊进行诊断和治疗。需要住院治疗的，转送一所门诊，不需要住院治疗的，则转回地段，由地段护士设家庭病床进行护理和治疗，并采取必要的隔离和消毒措施。据事务所年报记载，1936—1937 年，地段护士进行家庭访视达 36 300 次。根据事务所门诊 1937—1938 年度年报记载，约有 3 万人次前来就诊，其中约有 1/3 是由地段护士转送来的，可见其作用之大。

地段护士还承担卫生保健宣传工作，他们不仅对自己负责的区域内居民的卫生和健康状况了如指掌，还把保健知识送到每家每户，得到了居民的信任和支持，提升了协和医学院的美誉度。

事务所门诊是医疗保健网的中枢，内设各科服务门诊、普通门诊（包括健康检查）、普通外科、结核病科、牙科和妇幼保健科。门诊设立的目的是通过治疗来做好预防。兰安生认为，在中国当时社会经济和教育落后的情况下，若想单纯提倡预防来实行预防是不可能的，因为居民是不会赞同和接受的。必须以治疗作为载体，把预防和健康传送给居民。根据他的想法，事务所尽量设法在门诊开展卫生教育宣传。这也意味着医生在看病的同时，还要向患者做卫生宣传，护士也要不厌其烦地向患者及其家属反复介绍治病、防预的基本知识和方法。

在一所工作人员的努力下，十年中一所管理的居民区域的死亡率从 22.2% 下降至 18.2%。此时兰安生领导的这一公共卫生项目也已充分实现了本土化，这时的卫生示范区只有一个护士组长是外国人，其他工作人员全都是中国人。

一所的成立在当时国际公共卫生界是一个创举，它将医学与人群联系起来，其经验后来也为许多国家仿效，而它对我国公共卫生事业的贡献也远不止于此。

全国疫情防治中的“一所”力量

20 世纪初，结核病在中国流行猖獗。直至 20 世纪 40 年代以前，结核病尚无特效药，人们一旦得了肺结核就如同被判了死刑。

1915 年，中华医学会首届会长伍连德在《中华医学杂志》创刊号上撰文，向北洋政府呼吁：在对各种传染病的防治中，强调应将痨病置于重要地位。1934 年，医界著名学者黄桢详在调查中发现，并且同年《申报》报道：北平的结核病死亡率，在全国各城市地区高居榜首。

对此，裘祖源和同道在一所创立了防痨门诊处，参考国外经验，结合中国的实际状况，探索、开拓了防治结核病的有效路径。

1935 年 7 月，裘祖源主持一所的防痨科工作，开展肺部健康 X 线检查，摸清了我国当时结核病的流行情况，实行早期诊断、接触者检查、家庭访视等措施。在创立防痨门诊处初期，裘祖源与何观清、朱宗尧、蔡如升等先后用大量时间对卫生示范区内部分婴幼儿、小学生、中学生、大学生、孕妇、各行从业人员，以及西城辅仁大学、西北郊燕京大学的师生员工和河北省定县的部分农村居民进行结核菌素试验、X 线肺部健康检查相结合的流行病学调查研究。

历经两年时间，他们共检查了 21 000 余人，明确了 20 世纪 30 年代北京和河北省定县一带的结核病疫情：15 岁儿童结核感染率高达 80% 以上，大学生的患病率在 5% 以上，患病率最高的是理发从业人员，患病率在 19.2% ~ 27.3%，农村居民的感染率和患病率远低于城镇居民。

这一系列数据首次为我国分析、比较结核病疫情变化提供了基础资料。在对人群的健康检查中，裘祖源发现，患者多数是早期的，即使在当时，早期肺结核患者休息几个月也可以照常工作、学习。只要劳逸结合，注意充足营养，必要时给予人工气胸、人工气腹、膈神经压榨术萎陷治疗，早期肺结核患者是可以治愈的。

此后，裘祖源参与创办了北京结核病院、北京结核病防治院、平津防痨协会及其门诊部、中央结核病研究所及其流行病学研究室，他还长期主持中国防痨协会和中华医学会结核病科学会的工作，培育了大批专业人才，为我国防痨事业的发展做出了卓越的贡献。

1941 年 12 月 8 日，太平洋战争爆发，次年 1 月，侵华日军占领协和医学院，医学院、医院停办。而一所仍继续维持。1944 年，裘祖源与天津郭德隆发起组建了平津防痨协会。也是在那一年，与裘祖源一同防痨的专家——一所医师何观清赴兰州中央卫生实验院西北分院任黑热病室主任，从事黑热病防治研究。何观清在我国西北地区建立了 36 个黑热病防治站，初步摸清了当地黑热病流行特征。首次确认我国西北地区的黑热病属于地中海型、婴儿型，且伴有犬利什曼原虫病的流行。而华北及苏北地区的黑热病近似印度型，属儿童及成人型，不伴有犬利什曼原虫病的流行。指出犬利什曼原虫病在该两型黑热病的流行病学意义上不同，并首次使用 6 针锑剂疗法，以利什曼原虫的消失速度作为疗效评价的客观指标。此外，何观清还首次报道采用犬髂骨穿刺获取骨髓检查利杜体，此法曾在全国被广泛地应用于犬利什曼原虫的检查。

何观清推广和应用通过科学研究制定的黑热病防治策略和措施，将科研和疾病控制紧密结合，使中国西北地区的黑热病得到有效控制，这一成就堪称中国最早践行预防为主和防治结合卫生方针的典范。

1949 年，北京和平解放，1952 年协和医院社会服务部取消，同年，一所摘牌，结束了其 26 年的历史使命。

从 1925 年到 1952 年，一所作为协和医学院的公共卫生教学现场持续了 26 年，培养了大批公共卫生人才。该模式也在北京、上海和南京等地得到推广，为中国近代公共卫生事业的起步和发展做出了不可磨灭的贡献。

有传承的才叫历史。历史的车轮滚滚，协和精神在一代代公卫人之间薪火相传。兰安生、裘祖源、何观清、严镜清等众多协和专家一步一个脚印，把中国城市公共卫生带入正轨，并形成自己的特色，也为世界公共卫生史增添了浓墨重彩的一笔。

整理　尹晗

参考文献

[1] 吴阶平，董炳昆．协和育才之路 [M]．北京：中国协和医科大学出版社，2001.

[2] 胡广宇，王宗欣．北京协和医学院公共卫生教育先驱兰安生与《公共卫生学》[J]，中华医学教育杂志，2022，42（11），1052-1056.

[3] BU L, FEE E. John B. Grant international statesman of public health[J]. Am J Public Healh, 2008, 98(4): 628-629.

[4] 廖苏苏．北平第一卫生事务所的历史贡献 [J]．中华医史杂志，2015，5：286-294.

[5] 王勇．兰安生与中国近代公共卫生 [J]．南京医科大学学报（社会科学版），2013，13（1）：13-17.

[6] 施鸿生．中国结核病早年疫情陈述 [EB/OL]．https://caivd-org.cn/article.asp?id=5761.

[7] 我国防痨事业创始人之一——裘祖源 [EB/OL]．https://news.pku.edu.cn/bdrw/137-111325.htm.

[8] 何观清，袁贻瑾，祝海如．北京和附近乡村黑热病与犬利什曼原虫病之状况 [J]．中华医学杂志，1951，37（6）：506-512.

[9] 何观清，宋从新，李容．黑热病病人在尿素斯锑保命治疗下利什曼原虫消失的速度 [J]．中华医学杂志，1952，38（1）：60-65.

[10] 宋汉英，何观清．用中国地鼠鉴定本妥司登与尿素斯锑保命之半数治愈剂量（CD50）与治疗指数 [J]．中华医学杂志，1952，38（8）：684-686.

“定县模式”：中国农村三级卫生服务的里程碑

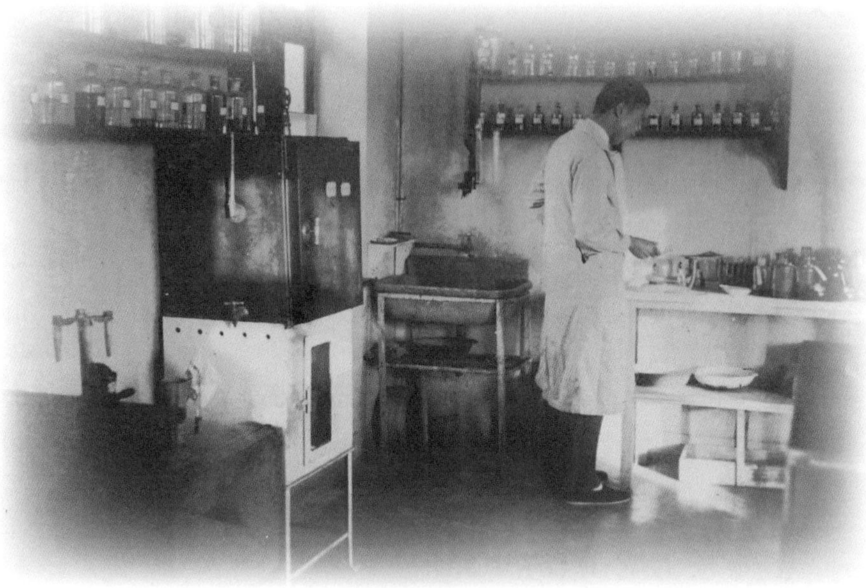

定县保健院检验室

20 世纪 30 年代，正当兰安生主持的北平市卫生局第一卫生事务所（以下简称“一所”）开展城市公共卫生体系建设时，在河北省定县，乡村公共卫生也在孕育、成长。它的初创者和推进者，分别是协和医学院 1925 届毕业生姚寻源和 1929 届毕业生陈志潜。

在中国公共卫生的历史上，一所与定县各自有着浓重的一笔。兰安生、姚寻源、陈志潜师生三人，以协和为起点，各自赋予了公共卫生在中国城市与乡村中的深刻含义。

开垦乡村贫瘠的“文化土壤”

识字在当今社会是件非常普通的事情，截至2020年底，我国识字人口使用规范汉字比例超过95%，文盲率下降至2.67%。但新中国成立时，全国5.5亿人口中文盲占比高达80%，在孱弱的文化基础下，其他领域的科学推广难如登天。

1920年，毕业于美国耶鲁大学、普林斯顿大学的晏阳初回到中国，立志开展平民教育运动。他曾说，一不图做官，二不想发财，我将把我毕生的聪明与智慧献给祖国需要我的劳苦同胞，为平民教育事业，终我一生，无怨无悔。

通过对中国19个省份的调研，晏阳初发现，彼时的中国农民有四大病症：“愚、贫、弱、私”，进一步解读就是无知、贫穷、健康状况不佳和缺乏公共精神。当这些问题并存时，教育只能充实头脑，并不能填饱肚皮，此时教育必须和社会建设、社区建设、农村发展等工作结合。

长沙的平民教育实验取得初步经验后，晏阳初于1923年来到北京，组织成立了中华平民教育促进会总会（以下简称“平教会”），并于1926年将定县变成了平民教育运动的试验场，分别针对“愚、贫、弱、私”设计出具有针对性的实验方案，但由于这四大病症相互纠缠在一起，难以简单剥离，所以这场试验也是一个综合性运动。因此，开展公共卫生工作、灌注医学与公共卫生知识，成了定县乡村建设的一部分，与普及教育、建设经济并列。

1928年，兰安生与晏阳初相识。当时晏阳初的平民教育思想已进一步丰富，以“四教三式”为核心，即以文艺教育救愚，以生计教育救贫，以卫生教育救弱，以公民教育救私。为实施“四大教育”，晏阳初创造了学校、社会、家庭三大教育方式，形成了完整的乡村改造思想体系。

1929年的一个晚上，兰安生满怀热情地邀请晏阳初来协和医学院，给医学生们做一次来自“社会课堂”的演讲，内容是当时中国农村的社会经济情况。面对协和医学院的学子，晏阳初坦言：“你们需要一个科学家的头脑和一颗传教士的心灵。”他补充道：“国民是国家的基础，国家的稳定取决于国民福祉，需要发展教育系统以消除无知，引进农业技术以减轻贫困，传播医学和公共卫生方面的科学知识以阻止疾病，并改革政治制度以培养公共服务精神。”

晏阳初的演讲极有说服力。在他的影响下，一批协和医学院医学专业的毕业生和护理专业的毕业生相继投身于中国农村公共卫生事业。

用一生回答“兰安生之问”

1924 年，陈志潜完成了协和医学院预科班的学习并选择致力医学事业。1926 年，即五卅运动发生后的第二年，他与同道共同创立了丙寅医学社。将健康教育视为推进国民健康的可行途径之一，并创办了《丙寅医学周刊》。正如陈志潜所言，他们当年所做的事业，如同“一道遥远的微光”，证明当年尚有数位忧国恤民的医学生甘愿为促进民众健康教育奉献自己的一份力量。丙寅医学社中的许多人，日后成为赫赫有名的医学大家。

1926 年，陈志潜遇到他的伯乐、恩师与毕生的挚友——协和医学院公共卫生学教授兰安生。在兰安生的指导下，陈志潜开始进行公共卫生的研究、思考与实践。

在陈志潜的印象中，兰安生是一名“具备远见卓识、创新思想和务实精神”的公共卫生领军者。在兰安生的课上，陈志潜开始了解中国农民的生活境况，他坚信，自己作为一名现代医生，完全可以通过改善他们的处境“改善当前国家面临的艰难境地”。但如果投身这项事业，他不仅要牺牲在学术上的机遇，所获得的经济回报可能也远不如在大城市行医。

“你认为，目前的中国最需要怎样的人？”面对“树”与“森林”之间的选择，兰安生曾这样问。

1929 年，陈志潜从协和医学院顺利毕业，取得医学博士学位。他放弃了城市中舒适的生活，脱下白大褂，换上灰长衫，用其一生，致力解决中国农村缺医少药、疫病横行的问题。

他的选择，是对“兰安生之问”最好的回答。毕业之初，陈志潜来到南京晓庄，著名教育家陶行知在那里创办了一所试验农村师范学校。“这是我职业生涯早期的一个里程碑。”在那里，陈志潜讲授卫生学，并创办了全国第一个农村实验卫生机构——晓庄乡村卫生实验区，开始实践自己公共卫生理念的雏形，他编写《卫生教育讲义》，为农民提供预防接种和基本医疗服务。遗憾的是，1930 年，晓庄学校遭到查封，陈志潜不得不停止工作，赴美深造。

1931 年底，陈志潜顺利拿到哈佛大学公共卫生硕士学位后回国，任协和医学院公共卫生学讲师，彼时，姚寻源离任定县，赴美进修，姚寻源在定县工作的两年间，探索和积累了创立农村公共卫生实验区的经验，开展了初步的卫生调查和卫生教育宣传，普遍训练村诊所护士，并建立了牛村和高头村两个保健站及定县城区诊所，为后续工作打下了良好的基础。

1932 年，陈志潜举家前往定县，担任平民教育促进会卫生教育部主任。而那时日军已侵占了东北，华北正陷于危局。

毛驴背上的健康调查与思考

1932 年 1 月 16 日，陈志潜与平民教育运动的同道一起从北京出发，前往 200 多公里外的定县。登上火车时，那列火车车厢里已经挤满了人，他只能席地而坐。如今，从北京西站出发去往定州，最快的一班高铁不到 1 小时便可抵达。可在 90 多年前，这段路程却要耗费将近一天的时间。到达后，一行人乘坐马车穿过一条通往镇上的狭窄道路。

“定县很贫瘠。”这是陈志潜初到定县时的印象。彼时，定县有约 40 万人，人均年收入仅 30 元左右，只能“为一个人提供勉强维持生计的食物”。这景象显然与繁华的故都截然不同，却更贴近当时亿万中国农民的真实处境。陈志潜和家人就在这里，同定县百姓一起生活了 5 年。

开展健康调查是陈志潜到达定县后的第一项工作。彼时，毛驴和笨重的两轮马车是定县的主要交通工具，仅有少数人拥有自行车或租用人力车。于是，陈志潜很快便学会了骑毛驴。面对广袤的华北平原，陈志潜即将掀起中国农村的一场医疗保健变革。

“起初，陈志潜的调查工作因‘已有社会学家调查在先’为由，并未受到支持，但陈志潜的调查却显示，医学生看待疾病问题的视角与社会学家大不相同。”北京协和医学院流行病学和卫生统计学系主任，流行病学教授廖苏苏表示，陈志潜的调查显示，全县近五百个村庄只有一半有传统的草药店铺和少数“医生”。只有县城里有 2 位开业医生，且都未接受过正规的医学训练。粗出生率和死亡率分别为 40.1‰和 32.1‰，传染病是造成大量疾病的原因。在六岁以下儿童中，腹泻和痢疾是其主要的死亡原因。以前被称为“四六风”的新生儿破伤风是婴儿死亡的主要原因，这在很大程度上是由当地用泥巴包扎脐带的习俗造成的。除婴儿腹泻和痢疾外，六岁以下儿童中，猩红热、伤寒结核病、麻疹和天花也很常见。在报道的 2032 例死亡数据中，37% 的死亡可能是完全可以预防的，还有 32% 的死亡是由那些如果早期发现可以成功治疗的疾病导致的。约 30% 的农民在死亡之前没有得到过任何医药帮助，这些统计数字清楚地显示了现代医疗保健的缺位，以及传染病预防知识的缺乏带来的后果。也正因此，陈志潜认为除建立医疗设施外，必须迅速开始试验性医疗卫生工作，并与平民教育运动中的卫生教育紧密结合。

然而，调查同时发现，定县每年用于购买药物的人均支出仅为 0.3 元，只占年收入的 1%。即使把每个村子的买药钱都集中起来，也不足以养活半个护士，更不可能养活一名现代医生。

在详细分析了定县的经济现状后，陈志潜开始思考两个问题：一是如何能用每人 0.3 元的“预算”开展公共卫生项目并取得成效。二是一位未经过深度医疗训练的卫生人员，是否也能有效应对日常疾病。在此基础上，他进一步总结了农村公共卫生项目发展需基于四个前提：必须立足于村、成本必须与该村的经济资源相一致、其基本人员必须来自该村、其运作必须由村领导负责。

此时，一所在北京市东城区开辟的公共卫生示范区已相对成熟。但陈志潜却并没有把一所的经验照搬到农村，而是将定县的医疗实践与晏阳初乡村社会“四大病症”改造的其他运动密切联系，进而成为其中的一部分，并最终发展成“定县模式”。

三级卫生网“开花结果”

陈志潜认为，发展定县的卫生，需自下而上建立村、乡、区三级卫生网，所有经费平均下来必须低廉。

作为卫生网的第一级，他率先在农村建立保健院，由农村经过简单培训的保健员进行疾病预防宣传、种痘、井水消毒、治疗沙眼和头癣等工作，为伤员提供急救服务，帮助改良水井、厕所，对农村的出生、死亡情况进行登记，将需要诊治的患者转诊到保健所。“保健员是本村推荐的农民，平时简易的卫生工作也不收钱，深受村民信任与欢迎，此外，给保健员配备一个保健箱花费也不大。”“晏阳初的平民教育运动培养了可以承担保健员之责的村民，可以说，没有平教会其他工作的基础，定县农村三级医疗服务的第一层便难以形成。”廖苏苏强调。

在村以上，就有卫生网的第二级：乡卫生站，卫生站通常由一名医生、一名助手与一名护士组成，其中，医生大多是从省级医学院校毕业，除了出门诊外，还兼管全区的疾病预防工作，对村保健员进行督导管理。相比保健员，其具有诊断常见病的能力，工作内容上也更偏重于治疗。

在卫生网的第三级，区卫生中心包括行政管理办公室、一个拥有 50 张病床的医院、1 个实验室及若干用于培训的教室。其中，医院在尽可能按照高水准建设的同时还严格控制设备和用品的成本。如病床是简单的支架结构，铺着当地生产的床单。手术台也是当地制造的，其制造费用仅为进口手术台的 1/6。医院由曾在协和医学院受过良好教育且训练有素的协和医学院的毕业生构成。负责收治村卫生院与乡卫生站无法医治的患者，但更重要的职责在于培训、监督与帮助乡卫生站的医生。

自此，一张涵盖村、乡、区的“三级一体”卫生网形成了，在这个体系中，医学知识通过各种培训项目向下渗透，并由上级人员监督实施，下级人员无法处理的病例，也要依据病情的复杂性而向上转送。“分”不是这个体系的精髓，建立于“分”基础上的“合”，才是“定县模式”行之有效的精妙之处。而整个卫生网所用经费平均下来，每人每年仅 0.1 元，达到了“一切从经济上村民能否负担出发”的预期结果。

有两个例子可以印证这张保健网的有效性。20 世纪 30 年代，天花在中国流行，许多地区试图用预防接种阻止疫情传播，但以失败告终。而定县首先经过流行病学调查掌握高危人群，然后由保健员入户为最需要接种的人进行预防接种，后来当周边地区发生天花流行时，定县却安然无恙。另外一个例子是，20 世纪 30 年代，华北地区霍乱流行。经陈志潜领导下的县卫生中心建议，定县成立防治委员会，积极开展预防工作，使得霍乱疫情没有在定县扩散，县卫生中心收治的 45 名霍乱患者，无一例死亡。

“尽管困难重重，但艰苦工作和牺牲得到了回报。”1932 年初，定县仅有 2 所乡卫生站，服务于 13 个村的村民。1934 年，定县已有 7 所乡卫生站，可覆盖超过 75 个村。与此同时，定县百姓的医疗负担也从此前的每年约 12 万元降至 4 万元以下，人均支出由 0.3 元降至 0.1 元。当时，“定县模式”被确立为解决中国农村公共卫生问题的“样板”。国民政府卫生署在1934年底决定向全国推广这一模式，并在其他12个省陆续开展了类似的项目。

1935年，定县保健院收治住院患者600余人，开展手术260例，6个区的保健所共治疗患者6.5万人次。全县村保健员开展急救、治疗小病共计14万人次，并为14万人种了牛痘。此外，农民掌握了更多卫生知识，很多居民的家里改良了水井和厕所。农民不再受新生儿破伤风、产褥热、天花、黑热病等疾病的威胁，各种肠道传染病也大大减少。

据陈志潜回忆：1932年1月至1937年7月是他一生工作中最畅快的时期。“那时我才二三十岁，精力充沛，白天晚上工作；领导支持，同事团结，我能按照自己一系列想法，一一付诸实践，看到开花结果，心里有种说不出的痛快。”

示教与推广：影响全国、走向世界

和一所一样，定县这片“试验田”也是协和医学院的“大课堂”。

从1932年起，协和医学院每年都会安排四年级医学生分批到定县进行为期一个月的实习，其间，他们会独立进行实地调查，分析农村的卫生问题，参照定县已有的卫生措施找出解决办法，作为以后进行教学和实际工作的参考，并在此基础上进一步健全定县的医疗卫生体系。这在中国医学教育史上是一个创举，它丰富了医学的教育原则——临床医学和公共卫生相结合，甚至对世界上其他国家的公共卫生学教育产生了深远的影响。“协和的公共卫生教育，体现了两大特点，第一是密切结合中国情况，第二是勇于创新，就是结合中国实际情况的创新。”陈志潜如是说。

1937年7月7日，日本发动全面侵华战争，“定县模式”走向全国之路就此中断。1938年5月，陈志潜秘密离开北京，前往四川省参加林可胜主持的战地救援工作，并于 1939 年 5 月回到了阔别已久的家乡成都。

离乡 18 年归来后，陈志潜遗憾地发现，较之他离开的那年，成都的卫生状况没有任何改善，而且省内没有任何类型的公共卫生机构。随着日军空袭趋于停止，陈志潜开始着手建立四川省的医疗卫生体系。他奉命筹建四川省的医疗援助项目，而所需的设备、房、人员都没有，他只得到了 3000 元经费。当时，这笔款项只够买半吨大米。通过不懈努力，到抗日战争胜利时，陈志潜已领导四川省建成 80 余所卫生院，尽管这些单位的力量依然薄弱，但较此前已是发生了天翻地覆的变化。

新中国成立后，陈志潜培养了新中国第一批公共卫生专业人才，其中包括我国流行病学专家张孔来教授。他尽自己所能为国家争取资源，推动了中国公共卫生事业的发展。

约翰·霍普金斯大学公共卫生学教授、20 世纪 80 年代联合国儿童基金会（UNICEF）驻中国代表 Carl Taylor，在他的书中评价定县："是注重在改变行为的简单方法，而非治疗疾病的药品，给农村的医疗建设状况带来了革命。"定县卫生保健的覆盖网扩展到了将近 50 万人。它启发了后来的中国农村三级保健网和"赤脚医生"模式。可以说，它是世界上"第一个系统的农村卫生组织"，启发了其他亚洲国家的公共卫生变革。它的核心元素其实正是几十年后 1978 年世界卫生组织基本医疗保健报告中阿拉木图宣言提到的"全面的初级保健"。

整理　尹晗

参考文献

[1] 周涛. 那些曾经肆虐的传染病 [N]. 包头晚报，2020-3-10（16）.

[2] 丁雅诵. 国家通用语言文字推广普及工作表彰大会召开 [N]. 人民日报，2023-5-12.

[3] 姚建红，王辰．医者初心 卓越为民——纪念中国农村公共卫生事业开创者陈志潜[N]．光明日报，2023-12-18（11）．

[4] 陈志潜．中国农村之医学——我的记述[M]．北京：中国协和医科大学出版社，2023.10.

[5] 刘宇浩．从定县模式到后疫情时代：谈医学界使命传承——读《中国农村之医学——我的记述》[J]．中国初级卫生保健，2024，38（6）：23-25.

中国红十字会救护总队的战地医疗

1931 年“九·一八”事变的炮火，使中国宁静与繁荣的土地惨遭日寇的无情践踏。国土沦丧，人民饱受蹂躏。

国难当头之际，唯有救亡图存。协和医学院的师生怀着满腔的愤慨和爱国热情，决心用自己的专业知识为国家尽一份力。他们奔赴前线“救战地受伤之兵士，及东省被难留平之有疾病同胞”这其中，就有被誉为“中国生命科学之父”的林可胜。

林可胜的选择

林可胜，祖籍福建省海澄县，1913 年考入父亲的母校——爱丁堡大学医学院（Edinburgh Medical School）。

1914 年第一次世界大战爆发后，不到 20 岁的林可胜志愿入伍，任英国印度远征军廓尔喀团准尉军医助手，兼训新兵。然而，印度远征军的新兵歧视华人，拒绝听从他的指挥，这对他的自尊心造成了巨大伤害。也正因此，他终其一生都努力用实际行动证明华人不比任何其他民族逊色。

他做到了，第一次世界大战结束后，林可胜复学，并于 1919 年以优异的成绩连续获得医学内科和医学外科学士学位，并留校担任生理学讲师。此后他又先后获得哲学、生理学、科学博士学位。

1923 年底，林可胜获得美国洛克菲勒基金会资助，赴美留学一年，在芝加哥大学生理系卡尔森实验室对胃液分泌的调节机制进行研究，多有创获。

1924年，27岁的林可胜被协和医学院聘为客座教授，成为协和医学院历史上首位华裔教授。3年后，林可胜被聘为生理学教授兼系主任。事实表明，他和吴宪、陈克恢一起，将中国生命科学研究带入第一个黄金时代。

在协和医学院工作期间，林可胜在胃肠道生理和神经生理方面做出了重要成果，他设计和进行了第一个有效区分外周和中枢镇痛的实验，并证明阿司匹林是在外周发挥镇痛作用的。这些实验到近年仍被英国科学家维恩（John Vane）爵士称为镇痛研究的经典工作，而维恩本人也因研究阿司匹林的镇痛机制获得1982年的诺贝尔生理学或医学奖。此外，林可胜还多次代表中国出席国际生理学会议，并积极推动我国学术交流和人才培养工作。王志钧院士在为《北京协和医学院生理学系》一书作序时，曾这样写道："协和生理学系……是我国近、现代生理学的发源地，是早期培养中国生理学工作者的重要基地。以林可胜先生为首的生理学家们，正是以筚路蓝缕的精神，使我国生理学从萌芽时期走向近代时期……他们创建了中国生理学会，创刊了《中国生理学杂志》（英文）……以非凡的魄力促进了中国生理学的发展，推动了中国生理学历史车轮的进程，使其早日达到现代化水平。"

1925年5月30日，上海反帝爱国运动遭到英租界巡捕残酷镇压，酿成了震惊中外的"五卅惨案"，随后，反帝爱国运动席卷全国。林可胜参加了北京的反帝爱国游行，并支持学生们成立救护队，医治受伤的学生和群众。

1928—1930年，林可胜任中华医学会会长。他奋力践行科学报国，但彼时的中国，却已容不下一张安静的书桌。

"九·一八"事变后，看到战火正在祖国大地燃烧，看到同胞正在遭受苦难，看到英勇的将士正在浴血奋战，林可胜誓为抗战贡献一份力量。他组织协和医学院的教员和学生成立红十字救护队，接受国际红十字会的战时救护培训。此后，协和医学院正式维持一支装备齐全的应急医疗队（Medical Officers Training Corps，MOTC），在林可胜的领导下，MOTC每两周训练一次，全体身体合格的男生必须参加，后来要求女生也参加，接受战地医疗训练3年，第4年考核，男生必须及格才能毕业。“一·二八”事变后，林可胜带领协和医学院的学生参加了伤兵救护。

1933年1月1日，林可胜担任华北救护委员会常务委员，带领协和医学院MOTC，组织12支移动医疗队和小型后勤服务队，在中国红十字会华北救护委员会统一指挥下开赴古北口、喜峰口等处进行战地救护。在历时11周的战地救护中，救护委员会共计治疗和撤退20 000余人。当时，林可胜不仅规划设计救护训练，还亲赴前线视察指导工作。而这一切，也为他组建中国红十字会救护总队奠定了基础。

“军队到哪里，战场在哪里，救护队就跟进到哪里”

1937年，在敌强我弱的不利情况下，中国人民英勇抵击侵略者，协和医院收治了许多负伤的将士。据病案记载，当时入院的伤员全部是枪伤，伤及胸、腹、肝脏、四肢等多处。这不仅是官兵浴血奋战的史料佐证，更是日本侵华的历史铁证。

同年8月，北京沦陷。尽管协和医学院如期开学。然而，由于与外界的联系几乎全面切断，许多教职工无法返校。协和医院原副院长苏萌回忆：“1937—1945年间，协和医院都被日军占领着，在日本人的检查和监视下，有条件的美国医护人员纷纷离开中国，而中方医护人员只好另谋出路，或通过各种渠道，前去担任在非占领区运作的医疗和卫生机构的职务。”

国难日深，协和医学院师生投身抗日救亡运动。据吕正操将军回忆：七七事变后，“我们与协和医院建立了联系，该院总务李庆丰同志向根据地输送了大批器械和药品。另有黄浩同志是教会长老、小学校长，与协和医院有很好关系，他自愿担负输送任务，每月输送十几批，不仅装备了冀中的卫生部门，还装备了120师。”

得知七七事变爆发的消息后，正在外地休假的林可胜立刻中辍假期，前往南京与国民政府卫生署长刘瑞恒会面，在得知前线军医力量薄弱、大量的伤员需要救护后，他首次提出组建“流动救护队”的构想，并前往上海参加淞沪战役的救护。

凭借自己的声望和影响，林可胜集结了大量的医护人员，其中最积极的是协和医学院的故旧和学生。一时间，大批协和人聚集到抗战前线。为争取到更多力量，他还给协和医学院公共卫生学系主任兰安生去信，信中提出了几点希望：第一，协和改变办学方针，为抗日服务。第二，在协和工作的留学回国教职员全部到南京去帮助抗战。第三，协和校方为所有南下抗战的教职员保留职位。

1937 年 10 月初，林可胜来到南京，协助刘瑞恒和中国红十字总会秘书长庞京周筹建中国红十字会首都医院（以下简称“首都医院”）。10 月 9 日，首都医院开始收治前线伤员，但在上海沦陷、日军进逼南京的背景下，首都医院不得不于 11 月 21 日前后完全疏散出南京。彼时，中国的战地救护体系都是以后方医院为中心，但这一体系的基础是依托于原本社会医疗资源较丰富的大城市，一旦面对不断后撤的战线便濒临瓦解。

1937 年 12 月 13 日，南京沦陷，林可胜临危受命，在汉口正式组建专门负责军事救护的机构——中国红十字总会临时救护委员会。

“林可胜既是一个爱国主义者，也是一名人道主义工作者，他对所有抗战军队一视同仁。”中国红十字会救护总队贵阳图云关抗战纪念馆负责人商梦娇介绍：救护队在成立之初，武汉八路军办事处就与林可胜取得联系，他非常赞同中国共产党提出建立抗日民族统一战线的主张，并接受了在救护总队内宣传抗日救亡思想的建议。

1937 年底，应周恩来同志的请求，林可胜派出第 7、第 23、第 39 医疗队奔赴陕北和山西，协助八路军开展医疗救护，受到延安军民的热烈欢迎。两个医疗队分别被安排在当时“中国最大的山洞医院”——宝塔山边区医院、甘谷驿兵站医院工作。

在延安，医疗队将空置的窑洞除尘杀菌后改造为手术室，他们把白布挂在窑洞壁及顶上，用来防尘和增加亮度。没有电，手术就赶在白天做。医疗器械缺乏，他们便自制或找代用品。为提高诊断准确率，救护队特意请求西安分部派人送来一台 X 光机。

1938 年春天，中国红十字总会临时救护委员会更名为中国红十字会救护总队部（以下简称“救护总队”），林可胜出任总队长兼总干事。为适应战局变化，他主张放弃以往在大城市设置伤兵医院的做法，在总队下设医疗大队、中队、区队，每个战区配属一个医疗大队，中队、区队均配置到一线作战部队，做到军队到哪里，战场在哪里，救护队就跟进到哪里，从而形成了较为完备的战时救护系统。《新华日报》曾报道称，“此种医疗队特点有四：1. 技术及医疗器械俱极优良；2. 人数少而移动方便；3. 男女分队工作，前后方支配适当；4. 经济而易于举办”。

随着战火的蔓延，战地救护工作愈发严峻，而医护人员从数量到质量都不能满足需要。于是，救护总队于 1938 年 5 月成立战时卫生人员训练班，设卫生防疫、医疗队、初级医护助理及救护担架等四班，专门培训看护士、看护兵，后更名为战时卫生人员联合训练所（以下简称“卫训所”），成为战时军事医学教育中心。

1938 年 6 月 11 日，日军进攻安庆，武汉会战拉开序幕。救护总队迁往长沙，几个月后再次迁至湖南祁阳。1939 年 2 月，林可胜带领救护总队、卫训所及 167 陆军后方医院迁驻抗战大后方——贵阳市图云关。

“我们在这里的工作，等于是让一个军有十二个师”

图云关，始建于宋嘉泰元年，有“黔南首关”之称。这里连接着川黔、湘黔、滇黔和黔桂四条公路干线，是当时重庆连接大后方的必经之路。救护总队位于检查哨和羽高桥山坡公路之间，设有战时卫生人员训练所、基地医院、疫苗工厂、假肢厂、小学等。由于物质条件差，所有建筑都十分简陋，屋顶都是用稻草铺的。但就是在这些简陋的稻草房内，林可胜将其流动救护队的救护理念广泛应用于战场。

林可胜为救护总队确定的“救死扶伤、博爱恤兵”的救护信条被悬挂在图云关抗战纪念馆的醒目位置，现今，当年的救护细节呈现在一张张泛黄的黑白照片中。但没想到的是，初来乍到的救护总队就遇到了疫情。

1939 年 7 月，贵州省发生了霍乱疫情，救护总队迅速行动，一方面开放群众通道，让百姓来图云关治病。另一方面通过调查发现霍乱的流行与饮用不洁的河水有关，并采取了一系列措施，有效地控制了霍乱的流行。

“当时，在通往图云关的路上，拥挤着大批外省逃难来的难民。救护总队在沿途设有多个救助站给难民看病。药价很低廉，几乎不要钱。”贵阳市政协原副主席，救护总队队员后裔杨永楦介绍，1939 年，救护总队与贵阳市防疫机关合作，成立了临时防疫医院，设病床 24 张，工作人员 14 人，专门收治患者。

“此外，救护总队还四处张贴宣传画，宣传灭虱子、跳蚤、蚊蝇，明矾沉净饮用水，粪便深埋，垃圾焚烧等防疫知识。”杨永楦介绍，1939 年 4 月 1 日起，开始实施团体预防注射，随后居民也开始接受注射，至 9 月 15 日，全市共注射约 8 万余人，占全城人口的一半。同时，救护总队还向其他各县分发了足够 50 万人使用的疫苗，覆盖了全省人口的 1/20。

然而，疫情不仅在普通百姓间流行。1939 年，随着抗日战争进入相持阶段，由于长期对卫生工作的忽视，国民党军队中各类传染病肆虐，传染病所致的减员数量大大超过战斗减员数量。救护总队德籍顾问白乐夫（Dr. Rolf.Becker）在一份报告中指出：“第 28 集团军之兵士患疟疾者甚多，至少有 30%，总计急性、恶急性及慢性疟疾患者约 15 000 人。士兵中患疥疮者竟占 95%。由于军队中医疗机关缺乏，此种病症颇有转变溃疡症及其他传染病之虞。”因此，救护总队及时调整工作重心，在战场救护伤兵之外，还指导军民进行防疫工作，一方面，所属各队均派出环境卫生视导员深入前方作战部队，推进卫生改善工作，涉及注射疫苗、灭虱、治疥、抗疟、推进洗淋浴、饮用水消毒等系列工作。另一方面，以战区周边人民为工作重点，进行防疫工作。

“每位伤病员来到图云关后的第一件事就是洗澡。”杨永楦说，救护总队的医护人员将汽油桶洗净架在高处作为水箱，再打通竹子的竹节作为水管，一头接在汽油桶上，水从竹子上的钻孔流出来，制作成简易的淋浴设备，给每位伤病员洗澡、擦硫黄，并用开水蒸煮军服除虱、除蚤，再晾在竹竿上晾干。“然而，当时的士兵们往往没有第二套衣服，洗完澡就光着身子站在棚子里等衣服晾干，但由于战事紧急，经常等不到衣服晾干，就要回前线了。”

救护总队各队在防疫与卫生工作上成效卓著，以 1940 年 4 月各队工作统计为例，在卫生及防疫方面：种痘 156 225 人，霍乱注射 168 436 人；灭虫与治疥部分：沐浴 78 360 人，治疥 68 525 人，灭虫衣物 433 710 件。1940 年，冯玉祥将军到图云关视察，对救护总队开展的灭虱、洗澡、治疥工作给予充分肯定。

与此同时，林可胜开始着手梳理救护总队的组织架构。他秉承“精干、高效、灵活、分散”的原则，将救护总队分为“一室四股”，包括总队长办公室、医务股、材料股、运输股、总务股。这其中，医务股是救护总队的“心脏”，由荣独山主任医师掌舵，肩负着战地救护的重任。材料股、运输股则分别是救护总队的“血液”和“血管”，材料股由陈璞主任指挥，负责医疗物资的签收、管理和分发。运输股由胡惠林主任带领，下辖由 200 余辆汽车组成的汽车队，并设有加油站和修理站，另设有骡马队、人力输卒队等，负责输送救护人员、伤兵和药品器材，连接图云关与全国战场。总务股由张祖棻主任负责。下辖总务科、财务科、会计科，他们统筹着救护总队的各项事务，确保了救护工作的顺利进行。

在林可胜的努力下，1940 年，救护总队由组建初期的 37 队，陆续扩充至 178 队，医护人员达 3420 人，卫生材料分库 11 个，活跃在全国各大战区，功勋卓著。

培训救护人员的“西南联大”

随着救护体系初具规模，医护人员技术欠缺的问题日益凸显。根据战地救护的需要，卫训所先后在陕西汉中、江西弋阳、湖北老河口、四川黔江、湖南东安等地设立训练分所。各分所和所在地区的红十字会救护大队构成了一个医学中心，一方面收治疑难杂症，为该地区医护提供技术支持。另一方面开展培训，将标准化、系统化现代医疗工作在军队中辐射开。

1940 年，卫训所将课时延长为 3 个月。课程面向校官、尉官、医护员及看护兵 4 个等级人员设置，每个等级又分为医疗和卫生工程两类。并于 1941 年开始积极筹办专门的护士学校。最初，可用的中文教材很少，卫训所专家便自己编写或翻译，为统一教学和作业，林可胜制定了各科作业规程，各科专家据此撰写教材，最后由林可胜审定并转中国香港付印，出版后运回，分发给总所、分所的各学组和科室，以及有关军医机构、救护队。各规程列举必要的诊视规定及处理流程，其中内容都与战地实际对照后几经修改，对战地救护具有指导性作用。

“彼时的图云关不仅是战时医疗救援中心、世界援华医用物资的集散中心，也是医学人才培养和输出中心。所以，图云关又被称为培训抗战救护人员的‘西南联大’。”杨永楦说，在图云关工作的数千名员工中，来自协和医学院的人最多，救护总队也被称为“小协和”，这种“学缘”关系成为林可胜有效管理救护总队的重要法宝。

据记载，图云关卫训所专设中专科，门类分明，体现出一个庞大的医疗技术组合。总所下设若干学组：组织学组（主任汪凯熙医师）、内科学组（主任周寿恺医师）、外科学组（主任张先林医师）、防疫学组（主任先后为容启荣、施正信、薛荫）、X 线物理学组（主任荣独山），还有微生物学组、生物学组、生化学组、环境卫生工程学组、护理学组、理疗科、复健学组等。门类齐全，担任各学组、科主任、教官的都是国内外知名医界人士。

卫训所内分"学员大队"和"学生大队"。前者来自战区兵站或后方医院的医护人员，经过培训后再回原单位。后者为养成教育，分军医、军护、检验等，受教育时间也较长。然而，前者的教育主要是教会他们最基本的救护技能和常见病的防治方法，无法培养出熟练、专业的医护，也难以从本质上改善军队救护的面貌。为此，卫训所于 1941 年底将课时延长为 6 个月，并在两个分所进行了实验性教学。结果显示，没有基本的科学和医学知识，学员很难从根本上提高技术水平。更为长期的课程开始酝酿。卫训所开设数学、物理、化学和基础医学课程，增设 3 年、6 年两种长期课程。在参考职务等级的同时，通过考试选拔，向低级医护人员开放 3 年专业课程，高级医官进行等同于当时教育部医学院水平的 6 年课程教育。

此外，由于战时医护人员短缺，部队不允许其长期脱离岗位学习。于是，卫训所将培养军医官的 6 年课程设计成分期教育，即学员在完成一个分期的学习后派往部队见习一年，再轮换回来继续下个"分期"学习，直到完成所有阶段，最后一年为医院实习期。通过参加该课程，学员可以获得等同医科大学的完整教育，成为合格的军医人才，由此打通了医学职业教育和正规院校教育之间的通道。

卫训所的一系列课程变化，特别是分期教育的增设，体现了林可胜不仅为满足战时救护的需要，而且希望将来继续用医学为人民服务，为战后国家医疗体系打下基础的用心。在分期教育的计划书中，他还将战时的战区、集团军、军、师、团营连，以及前线士兵和百姓一一对应为省、监察区、县、次级县、村和社区，认为"军队医学建设显然为日后公医制度的发展提供了机会”。这些创新性的工作，不仅为战地救护做出了重要贡献，更为中国医学界培养了大批优秀的医疗人才。

不能抹去的贡献

抗日战争全面爆发后，中国面临物资缺乏、医疗设备落后的困境。为解决药品、器械、资金不足等问题，林可胜呼吁请求国际援助，并获得国际社会及海内外华侨的踊跃响应。据统计，1938—1942 年间，林可胜募集筹款达 6600 万美元。

自 1939 年起，一支由德国、奥地利、波兰、捷克斯洛伐克、匈牙利、罗马尼亚、保加利亚等国白衣战士组成的国际援华医疗队陆续辗转万里来到图云关。这些西班牙内战中反法西斯国际纵队成员，多数是共产党人，他们被统称为西班牙医生。此外，还有来自美国、英国等国的 10 余位医务工作者也加入了救护总队，在抗日战场上奉献着自己的青春，甚至生命。“我的父亲，救护总队医生杨锡寿曾给我讲过很多关于外籍医生的故事。这些‘洋大夫’们住茅草屋、睡竹板床、吃糙米饭，每天工作十几个小时，救治了大量的伤病患者。还经常会去前线救治伤员。”杨永楦介绍，1942 年 3 月，日军向广西投掷了鼠疫细菌弹，救护总队闻讯，马上筹备组建医疗队赴广西扑灭鼠疫，英国籍医生高田宜自告奋勇参加医疗队。她在临行前患了感冒，却没有顾及身体的不适，匆忙注射了疫苗，以便按时出发。不幸的是，疫苗注射后不久就引起了过敏反应，高田宜以身殉职，和 63 位殉职或积劳病故员工一同长眠于图云关。

由于海外援华的医疗物资、运输器材及捐款等，往往直接指定交给林可胜，这引起了国民党当局的不满。资料显示，在林可胜的协助下，仅延安及陕甘宁边区等地，就先后有 20 多支医疗队和不计其数的医疗物资辗转送达，这其中，就有亨利 · 诺尔曼 · 白求恩率领美国 – 加拿大援华医疗队。

1942 年 4 月，刚刚当选为美国国家科学院外籍院士的林可胜放弃了前往美国某大学任教的机会，率领 50 多名医生组成救护队随中国远征军前往缅甸，任中缅印战区司令官史迪威将军（Joseph Warren Stilwell）的医药总监。第一次远征结束后，林可胜很快又接到了参加第二次远征的命令，这一次他组建了由 300 名医护人员组成的救护队，前往印缅战场。这一次远征中，林可胜和救护队总共救治了数万名轻重伤员，仅 1944 年 6 月的松山攻坚战中，医院里的重伤员就多达 7000 余人。

1945 年 9 月 2 日，日本签署投降书，中国人民抗日战争暨世界反法西斯战争正式宣告胜利结束。1945 年年底，救护总队撤离贵阳图云关，在重庆与中国红十字会总会合并办公，后迁南京。1946 年 5 月底，救护总队正式解散，完成其历史使命。据《中国红十字会 110 年》记载，先后在救护总队工作过的员工多达 8000 余人，从 1938 年 1 月至 1945 年 10 月，救护总队在各战区开展的医疗救护工作取得了显著成效：门诊军人 248 万余人次。门诊平民 200 万余人次，预防接种 460 余万人次，内科住院人数 214 万余人次。开展外科手术近 12 万台。X 光透视 5 万余次，灭虱人数近 80 万人次，检验 22 万余人次，特别营养近百万人次，为抗日战争胜利做出了卓越的贡献。

如今，在图云关的苍松翠柏中，耸立着中国红十字会救护总队的纪念碑，两旁的人物雕塑代表了以林可胜为核心的救护总队群体。碑文末尾，“白衣战士抱牺牲志愿、本博爱精神的救护信条，镌刻了‘救死扶伤、博爱恤兵’的红十字丰碑”的金字在阳光下熠熠生辉。“碑文中所提到的‘救护信条’的完整内容是：‘具丰富情感、抱牺牲志愿、本博爱情怀、献科学身手、作精密准备、求迅速效率、保伤病安全、增人类幸福’。”杨永楦补充道：这也是抗日战争那段峥嵘岁月、那段血与火交织的历史的永恒注脚。

救护总队的历史意义不仅在于它挽救了无数军民的生命，更在于它展现了中华民族在面对危难的团结和自强。它告诉我们，在最艰难的时刻总有一束光能够穿透黑暗，总有一股力量能够温暖人心。在林可胜的带领下，一批批协和学子放弃了安逸的生活，投身到抗战的洪流中。他们穿梭在战场的前线，在图云关的简陋营地里，用双手和智慧，为伤员、民众筑起了生命的防线。他们不仅是医生，更是战士，用行动诠释了医者的仁心和战士的勇敢。

如今，在图云关东北方向 2000 余公里的协和医学院内，一栋名为“可胜大楼”的建筑与救护总队雕塑群像遥相呼应，提醒着世人以林可胜为代表的几代生理学系人为中国医学科学事业发展所做的杰出贡献。战争的硝烟已经散去，但协和精神和救护总队的历史意义，将永远镌刻在中华民族的记忆中。它提醒我们，无论时代如何变迁，医者的仁心和战士的勇敢，永远是人类最宝贵的精神财富。

本文根据杨永楦口述整理

整理　尹晗

参考文献

[1] 汪城，赵琳娜. 侵华日军占领北京　协和大夫莫名“失踪”[N]. 新京报，2005-07-15.

[2] 郭清. 抗战时期林可胜对中国红十字会的贡献 [J]. 南京理工大学学报（社会科学版），2018，31（5）：88-92.

[3] 张玲，李健. 陈志潜抗战时期公共卫生思想研究 [J]. 医学与哲学，2015，8（36）：90-93.

[4] 昊晶，肖泰景. 闪耀红十字光芒的图云关——记抗战时期的中国红十字会救护总队 [N]. 中国青年报，2015-08-29.

[5] 刘磊. 战地红十字——中国红十字会救护总队抗战实录 [M]. 贵阳：贵州人民出版社，2009.4.

[6] 王阳，刘喜梅. 林可胜：从协和走出的中将军医 [EB/OL]（2015-09-02）https://www.rmzxw.com.cn/c/2015-09-02/568094.shtml.

[7] 施彦. 抗战时期战地医护职业教育的发展——以战时卫生人员训练所（1938-1943年）为例 [J]. 职业技术教育，2015，36（24）：27-31.

从“新法接生”到北平第一助产学校及附设产院

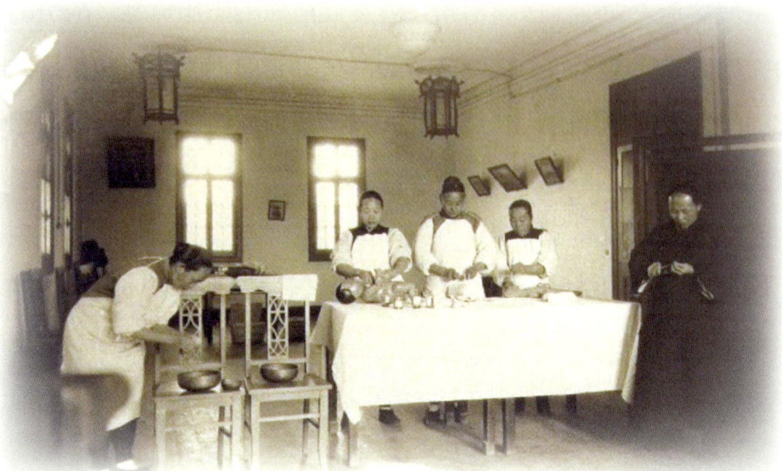

新法接生培训现场

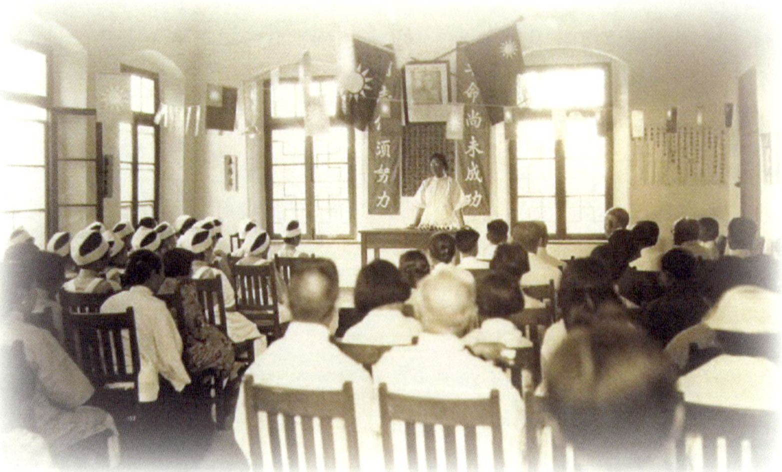

新法接生培训班得到政府的支持，李德全在一所发表讲演

我国妇产科的起源最早可追溯到春秋战国时期，《史记·扁鹊仓公列传》便有：“过邯郸，闻贵妇人，即为带下医”的记载，而“带下医”即为妇产科医生。但在封建帝王时代，医疗资源主要集中在城市及至王宫贵族手中，普通百姓无从享受福利，广大农村地区的妇婴卫生服务几乎是一片空白，孕产妇死亡率极高，接生只能请当地的稳婆（亦称坐婆、接生婆）。

稳婆这一职业最早出现在东汉时期，至唐宋时期已经非常普遍了。南宋妇科学家陈自明在《妇人良方大全》中不仅明确提出“稳婆”一词，更记载了其帮助妇女医治产后病症的方式方法。然而，旧式接生婆几乎没有接受过正规的医学教育和培训，不仅接生技术和卫生习惯不符合现代医学的要求，且无法为孕产妇提供有效的医疗支持。而在广大农村地区，由于交通不便、信息闭塞，许多孕产妇无法及时找到接生婆，只能求助于一些非专业人员接生，这无疑进一步增加了孕产妇和婴儿死亡的风险。

19 世纪，大量传教士来华。在南方：1884 年，在美国人玛格丽特·威廉姆森（Margaret Williamson）的支持下，两位医学传教士在上海浦江西门外创办了中国最早的女子医院 Margaret Williamson Hospital（后更名为上海西门妇孺医院，系复旦大学附属妇产科医院的前身）。

在北方：现代妇产科学始于协和医学院。

推广先进妇婴卫生服务理念，关切“女人的安危疾苦”

1899 年，马士敦（Mxwell JP）接受英国长老会（English Presbyterian Mission）的任命，到中国行医传教。这客观促使他对中国医疗环境有了深入了解。

1916 年 9 月，伦敦传道会外事秘书、协和医学院首任校董之一郝金斯（Hawkins FH）为马士敦写了一封内容详细的推荐信，建议给他提供协和医学院外科方面的教职。鉴于协和医学院对教员严格的遴选制度，经过长达两年半的考察与培训，马士敦才最终在多方权威人士的推荐下，于1919年受聘成为协和医学院妇产科学系教授。

1921年，协和医院成立，马士敦在院内成立了中国第一个妇产科并担任首任科主任。同年，杨崇瑞进入协和医院进修，由洛克菲勒基金会用奖学金为她支付进修费用。

起初，杨崇瑞计划在外科、妇产科和眼科各学习一年，但仅在妇产科做了6个月的研究工作后，她就因医术高超而被聘为妇产科医师，这在当时是不多见的。马士敦称赞她是一位“充满力量、远超常人的妇女”。

同样在这一年，被后世称为“万婴之母”的林巧稚刚刚考入协和医学院。

作为亚洲重要的医学交流中心，协和医学院专门设置了客座教授制度，邀请国际知名学者进行短期交流、教学工作。如1922年5月至1923年5月，芝加哥大学妇产科教授达德利（Dudley EC）在协和医学院担任客座教授期间，就带来了当时国际上最先进的妇产科诊疗标准。

在协和医院，妇产科水平与国际接轨，但在农村及偏远地区，接生方式仍与千百年来无异。对此，严镜清教授在《我国妇婴卫生工作的创始人杨崇瑞大夫》一文中有着精准的描述：

“（20世纪）20年代初期……产妇分娩，除在大城市极少数有钱人并受过一些新式教育者外，都是由所谓产婆或亲戚邻居接生，这些人当然没有现代医学知识，甚至连最起码的洗手清洁的习惯也没有，以至于产妇的产褥热，产妇与婴儿的破伤风时有发生。妊孕期既没有产前检查，当然也没有可能为少数难产及不正常情况做必要的事前安排或治疗，更谈不到孕产期和产后的卫生服务指导以及营养指导等。对于初生儿及婴儿，也无人负责做必要的防病、营养、保健的指导与实际工作。其后果是产妇死亡率高、产后身体虚弱，时常有后遗症；婴儿死亡率更高，体弱多病，不能为其后的健康发展奠定较好的基础。”

马士敦更是描述了接生婆“可怕”的接生过程：

“在距离北京不远的一个村子里，有一个小有名气的接生婆。她身体畸形，靠手和膝盖行走。人们看着她从地上爬起来，在衣服上蹭蹭双手，然后不做进一步的准备，就开始了阴道检查。更夸张的是，这个接生婆从来不把自己的指甲修剪干净。我们的病房中常有些患者，在来医院看病之前，阴道壁就被肮脏的指甲划伤。”

1924 年，一位河北省三河县（今三河市）的乡民写信给协和医院：“你们外科治得好，不知要生产安全，使孩子不死，可吃什么药?”外科方面将这封信转给了公共卫生科主任兰安生。接到信后，兰安生立刻联合妇产科几名医生组成调查团，计划对三河县和遵化县（今遵化市）进行一次新生儿破伤风的调查，杨崇瑞就在其中，此时的她志趣仍在临床，希望走学院派的道路继续做一名操刀的妇产科医生。

调查发现，当地孕产妇的死亡率高达 15‰，新生儿死亡率更高，接近同时期英国的 5 倍。而这还是在北京附近的乡村，在那些更加贫困的山区和村落，情况只会比这更糟。

这次调查的经历在杨崇瑞心中埋下了一颗种子，她认识到：对于贫穷落后的中国，公共卫生才是一条能够保障民族健康的捷径。

1925 年，杨崇瑞获得了赴美国约翰·霍普金斯大学医学院进修妇产科的机会，她的学术视野也得到了极大的拓展。在那里，她被国际妇产科权威威廉教授视为最好的两名学生之一。进修之余，她还到美国、丹麦、奥地利等十几个国家考察公共卫生和医学教育，经过敏锐观察和深入思考，她认为英国、荷兰、德国、法国采用受过严格训练的助产士处理分娩的做法大可仿效，决心将所学知识和国际先进的妇婴卫生服务理念带回中国。

归国后，杨崇瑞毅然离开了妇产科临床工作，转而投身于当时并不被人们重视的群体保健事业。1927 年，她担任协和医学院公共卫生科讲师兼京师警察厅试办公共卫生事务所（后更名为北平市卫生局第一卫生事务所）保健科主任，正是在那里，她不断遇到新生儿感染破伤风或产后败血症的病例，这两种本可以避免的疾病却成为导致中国母婴死亡率高的罪魁祸首。而生产过程中过高的母婴死亡率主要归咎于未经训练的助产妇，即旧式接生婆。据她估算，全国范围内有大约 40 万个这样的接生婆。她意识到，保证母婴健康对于提升中国人的整体健康水平具有重要意义。而要改善中国的妇婴卫生状况，必须从教育和培训入手。

多年后，当有人问及杨崇瑞为何会走上妇婴保健专业的道路时，她回答："我是一个女人，我最关切的当然也是女人的安危疾苦。"

破旧立新，推广新法接生

1928 年春，阳光透过窗棂，洒进协和医学院的教室，30 位旧式接生婆围坐在杨崇瑞周围，她们的眼神里充满了好奇和期待。这些接生婆中，有的已经年过半百，有的则是刚入门的新手，但那天，她们都是新法接生的学生。

杨崇瑞首先讲解了消毒的重要性，展示了如何正确洗手、穿戴消毒围裙和手套，这是改变她们接生方式的第一步。接着，杨崇瑞详细介绍了产前检查的步骤和技巧，强调了监测产妇血压、心率的重要性，并讲授如何使用听诊器监听胎儿心跳。这些对于旧式接生婆来说，都是全新的知识。

杨崇瑞讲解了分娩过程并详细教授科学的分娩姿势和呼吸技巧。在脐带处理的课程中，她示范了如何使用消毒剪刀剪断脐带，并在断端涂抹消毒剂，这一步骤对于预防新生儿感染至关重要。

产后护理课程中，杨崇瑞讲解了正确的哺乳姿势和新生儿的日常护理，她强调了母乳喂养的好处，并讲授了如何保持新生儿的清洁和健康。最后，她讲解了难产的识别和处理方法。她告诉接生婆，在发现难产的征兆时，必须及时将产妇转诊至专业医疗机构，以确保母婴安全。

随着培训的深入，接生婆逐渐掌握了新法接生的各项技能。杨崇瑞知道，这些接生婆将成为新法接生的传播者，将科学的接生方法带到千家万户。培训班结束时，杨崇瑞为每位接生婆发放了一个接产包，里面装有科学接生的基本器械、敷料和药品。这是她们作为新法接生婆的新起点，也是中国妇婴卫生事业的新篇章。

所谓新法接生，是一种按照临产规律，用科学的方法进行消毒接生的医疗实践。其基础是“三洁”，即手洁，消毒阴部皮肤和使用消毒脐带剪。这些基本的消毒措施，有效地预防了产褥热和新生儿破伤风等严重危害母婴健康的疾病。

此外，新法接生还包括了“四严”“五防”和“三不准”的操作原则。“四严”指的是严密观察产程、严格执行无菌操作、严格掌握阴道检查指征、严防乱用催产素。而“五防”则包括防滞产、防感染、防产伤、防出血、防窒息。至于“三不准”，则明确指出不准发生新生儿破伤风、不准发生会阴Ⅲ度裂伤、不准发生产褥感染。

新法接生的推广，对于当时的中国来说是一场深刻的医疗革命。其不仅降低了产妇及婴儿的死亡率，而且使科学的生育观念和方法逐步深入人心。然而，移风易俗不易、破旧立新更难。杨崇瑞进行的事业是与千百年来积弊而成的愚昧和无知的斗争，也是与落后的生产力、孱弱的国力乃至腐败无为的民国政府的斗争。

首先，传统观念的根深蒂固使得许多家庭和产妇对新法接生持怀疑甚至排斥态度，他们更倾向于信任传统的接生婆而非看似陌生的科学方法。其次，经济负担也是一个不容忽视的问题。新法接生的推广需要一定的投入，包括培训费用、购置消毒设备和药品等，因此产生的费用对于许多贫困家庭来说是一笔不小的开销，而基础设施的不足，如基本的医疗设施和洁净水源的缺乏，也给新法接生的实施带来了巨大障碍。再次，在农村和偏远地区，合格的助产士和妇婴保健医生严重不足，限制了新法接生的推广速度和质量。最后，当时正值中国社会动荡时期，战乱频发，社会环境动荡，国民政府对妇婴卫生事业的重视程度不够，缺乏有效的政策和法规支持，使得新法接生的推广缺乏必要的社会环境基础和法律保障。

尽管困难重重，杨崇瑞并没有放弃。她坚信，只有通过科学的方法才能真正改善中国妇婴的卫生状况。随着培训班的开展，杨崇瑞前后共对 300 多名接生婆进行了严格的培训，并将她们像种子一样撒向各地，让新法接生的理念和技术生根、发芽。此外，她还于 1929 年成立了全国助产士协会对助产士进行管理。国民政府通过了法律，要求助产士必须接受训练并注册才能合法工作。

培训班虽然在一定程度上提高了接生婆的接生技能和卫生知识，但仍存在一些局限性和不足之处，其优势是短期、速成、专项，但不足则在于缺乏长期、系统化的教育，使学生难以更全面地掌握妇婴卫生和助产知识。而更高专业水平的助产士不仅需要掌握接生技能，还要了解妇婴保健、孕期管理等相关知识。通过调查统计，杨崇瑞推算出中国当时每天的产妇死亡人数高达 600 人，而高死亡率的原因则恰恰在于助产士缺乏系统且完善的产科知识。为此，一个更为宏大的计划在她心中逐渐成形：筹建北平第一助产学校及附设产院。

翻开中国妇婴卫生教育崭新的一页

当时，妇产科学界乃至中国社会对于助产士这一职业的看法尚存分歧，一些人认为应该降低教育要求，快速培养一批助产士以满足社会需求，而另一些人则认为，助产士应该具备较高的专业素养，需要经过正规的护士训练。杨崇瑞的观点则综合了这两方面的意见，考虑到社会对女性职业的看法和当时女性教育的普遍水平。她认为，如果助产士的受教育程度不高，可能会遭到社会的轻视，而且随着社会的进步，她们可能会很快被淘汰，而已经受过教育的护士没有必要再进行重复培养，妇婴保健是一项专门的事业，“应该由娴熟于这方面技巧的专门人才负责”。

当时，杨崇瑞有一个雄心勃勃的计划，即通过助产学校，“建立中国自己的助产教育，培养自己的干部人才”“应在国内起模范作用，应以能担负各省市助产学校师资和领导妇婴卫生机关为准”，并在50年内使中国每一个需要照料的妇女与婴儿，可以得到必需而可能的照料。

最终，杨崇瑞将助产学校的招生标准定为20岁以上、30岁以下的未婚女性，要求她们具有高中毕业的学历，在课目方面分为速成的两个月班、六个月班及二年班，其中两个月及六个月的速成班，主要面向护理学生、实习护士和护士，侧重于“量”，二年班（1935年改为三年制）则是培养专业的助产护士，侧重于“质”。这样的标准既保证了助产士的教育水平，又考虑到了当时女性的教育状况和社会对女性的期望，是一种较合理的折中方案。这反映了当时中国在推动女性教育和职业发展方面的努力和进步。

1929年1月23日，中国妇婴卫生教育翻开了崭新的一页：北平第一助产学校及附设产院（今北京市东城区妇婴保健院）成立并开始招生，并于同年11月6日正式开课，医院于15日开诊。担任校长的杨崇瑞以“母婴万岁”为理想，制定了“牺牲精神，造福人群”的校训，要求学生既要有高超的医术，更要有高尚的医德。她曾对学生们说：“在你们的手中，握着两条生命——母亲和孩子，你们是守卫新世界的人。新的生命会在你们手中诞生，但也会在你们手中死亡，因此，你们的事业是崇高而伟大的，但绝不可有任何疏忽……为了世世代代母亲和儿童的健康，我们应该竭尽所能，作出牺牲。”

杨崇瑞深知师资力量的重要性，她聘请了包括林可胜、林巧稚、朱章庚、诸福棠、严镜清等在内的12名教师、9名技术人员和5名职员。此外，她还注重学生的全面发展，增设了社会学、心理学等课程，拓宽学生的视野。并撰写了《妇产科学》《妇幼卫生学》《妇幼卫生工作纲要》等著作。

学校不仅注重学术教育，更重视实践能力的培养，而附设产院就成了学生实习的摇篮。学生在毕业前，都会在产院和其他实习单位积累实践经验，这为他们日后的职业生涯打下了坚实的基础。此外，产院也“适应社会需要，为产妇婴儿求安全之保障”。医院的收费标准亲民，每日住院费为五角，医药、饮食、护理、煤电等不另收费，且对贫困患者酌量减免，体现了对弱势群体的关怀。据统计，该院开业至 1939 年的 10 年间，总计门诊次数为 133 057 人次，接生 33 000 次，到产妇家里接生 13 448 次（1939 年后的资料因战乱丢失）。

为了让妇婴保健理念能够走进农村，杨崇瑞还经多方筹措，于 1933 年选派部分学生到清河镇（现北京市海淀区清河街道）开辟第一助产学校农村实习基地。1933 年，清河镇乡村医院建立。一次，学校派往农村实习基地的实习指导员崔润生为一位横位产的产妇接生，因产程过长，崔润生自己不能处理，急忙给杨崇瑞打了长途电话。

杨崇瑞接到电话，立即乘车出发。当时公路是碎石路面，长年不修，车辆颠簸很厉害，不足 20 公里的路程汽车行走了 40 多分钟。到达后，胎儿已窒息在产妇子宫中。她取出死胎，保住了产妇。从此，杨崇瑞的名声传遍附近几个县的村庄。

在杨崇瑞的领导下，北平第一助产学校及其附设产院培养出了一批训练有素的助产士和接生婆，她们分布在全国各地，成为中国妇婴卫生事业的骨干力量。据统计，1928—1937 年间，杨崇瑞协助创办助产学校两处（北平第一助产学校，南京第二助产学校），协助提高各省市私立助产学校 54 处，使之能在政府立案（其中省立 16 个，市立 3 个，私立 33 个），其中有十几所学校附设了产院，这些学校的负责人多是她的弟子——北平第一助产学校的毕业生。

同时，学校的建立和运作，推动了全国妇婴卫生和助产教育工作的开展，许多省市相继创办了助产学校，一个覆盖全国的妇婴卫生教育网络在全国范围内逐渐形成。

1937 年初，杨崇瑞受聘为国际联盟妇婴卫生组专家，考察欧洲、亚洲的20个国家妇婴的卫生状况和助产教育，她培训接生婆的实践被国外的医生所效仿。

战火中的“新生”与“新生”的妇婴工作

1937年，抗日战争全面爆发后，杨崇瑞毅然回国，参加了林可胜组织领导的中国红十字医疗队，负责组织河南鸡公山伤兵医院，后来受教育部的聘请到贵阳参加筹建国立贵阳医学院，任妇产科教授。并在武昌建立了一所助产学校。

1938年8月，杨崇瑞回到中央卫生局工作，在重庆筹划儿童保育院，在成都筹组保婴事务所三处，这期间编写了《妇婴卫生纲要》《妇婴卫生学》和《简易产科学》。1939年底，杨崇瑞再次赴美国考察妇婴卫生并进修妇产科，1942年归国后，她任中央卫生实验院妇婴组主任。

1943年7月，日本侵略者占领协和医学院。当时许多教职员工和学生纷纷离校，经过不少周折奔向大后方成都。杨崇瑞闻讯，立即由重庆赶到成都，和时任四川省卫生处处长的陈志潜商议组建了四川成都妇幼保健所，所有来四川省的教职员和学生都被安排了工作。

1944年，杨崇瑞在歌乐山中央卫生实验院妇婴卫生组时，通过心理卫生组的负责人地下党员丁瓒先生把《妇婴卫生学》和《妇婴卫生纲要》两本书秘密送往解放区，成为不可多得的卫生教材。当时，新四军卫生部长沈其震与杨崇瑞早在协和医学院就已相识，在沈其震的支持下，杨崇瑞的“妇婴卫生”理论在解放区也得到实践，如训练妇幼卫生干部、推广新法接生等。

1947年，杨崇瑞回到北京，仍任北平第一助产学校校长。在她的努力下，学校很快恢复了正常秩序。1948年，杨崇瑞被聘为联合国世界卫生组织妇幼卫生组副组长。

新中国成立后，周恩来同志通过卫生部部长李德全向杨崇瑞发出邀请，希望她能归国工作。对此，她在自传中写道：

自己这一生献身于公共卫生与妇婴卫生事业，无非意在为广大人民服务，使每一个需要照料的妇女与婴儿得到必需的照料。但这二十年前的计划，到今日大部仍属理想。想着在今日政府的为人民服务号召下，以政治力量领导，民族保健工作，必将积极展开，其完成必将顺利而迅速。因此我便辞去了联合国聘任我的职务，毅然回国，为的是继续我这辈子未竟的妇婴卫生事业，做到真正的为中国人民服务。

回国后，杨崇瑞受到了毛泽东同志和周恩来同志的接见与称赞，接受了中国共产党的委托，担任中央卫生部第一任妇幼卫生局（现妇幼卫生司）局长。她主持制定并实施了全国妇婴卫生工作的整体计划，建立起覆盖全国的妇婴三级保健网，极大地降低了孕产妇和婴儿的死亡率，提高了妇女儿童的健康水平。

1950 年，第一届全国妇幼工作座谈会将推广新法接生、改造旧产婆、培训新法接生员确定为基本任务，到 1957 年，我国已有正规助产士 35 774 名，经培训的旧式接生婆和新培训的接生员已达 66 万人。杨崇瑞当年亲手埋下的那颗种子，已枝繁叶茂。

在推动我国妇婴卫生事业发展的同时，杨崇瑞及其工作也对一些发展中国家产生了深远的影响。1991 年，兰安生之子詹姆斯·格兰特在纪念杨崇瑞一百周年诞辰的致辞中提到："墨西哥正在引进一种国家的培训制度（培训接生婆），正是杨博士创立的。接生用的产包是杨崇瑞早年创造的，至今仍无很大改变。联合国儿童基金会已经提供了成千上万这样的产包，在哥本哈根儿童基金会供应中心，这些产包仍然是订货单上的热点。"

和林巧稚一样，杨崇瑞终生未婚，过着廉洁克己的俭朴生活。曾有记者问杨崇瑞为什么不结婚，她笑着回答说："我和妇幼事业结了婚，全中国的儿童都是我的孩子。"

百年来，正是在以杨崇瑞、林巧稚、吴葆桢等为代表的广大妇产科工作者的长期努力下，我国妇产科学发展迅猛。从中华医学会妇产科学会成立到《中华妇产科杂志》创刊，从我国首例赠卵试管婴儿诞生到第16届世界妇产科联盟大会上，我国妇产科学会被正式接纳为成员，几代人的不懈奋斗与坚守，终于换来振奋人心的辉煌成果。

截至2023年，我国婴儿死亡率降至4.5‰，5岁以下儿童死亡率降至6.2‰，孕产妇死亡率降至15.1/10万，降至历史最低。我国居民主要健康指标居于中高收入国家前列。

彼时，北京万安公墓，尚未消融的春雪将杨崇瑞博士墓碑背面镌刻着的“她的功绩与日月同在”映衬的格外醒目。

整理　尹晗

参考文献

[1] 吴苗. 教育、临床与科研相结合：北京协和医学院妇产科学早期发展史（1919—1942）[J]. 协和医学杂志，2023，14（2）：442-448.

[2] 柳叶刀重大报告：中国妇幼健康七十年 [R/OL]. [2021-05-25]. https://cn.chinadaily.com.cn/a/202105/25/WS60ac885aa3101e7ce97517d7.html.

[3] 中国妇幼健康事业发展报告（2019）[R/OL]. [2019-05-27]. http://www.nhc.gov.cn/fys/s7901/201905/bbd8e2134a7e47958c5c9ef032e1dfa2.shtml.

[4] 蒋育红，玛丽·布朗·布洛克. 协和百年纪念文集 [M]. 北京：中国协和医科大学出版社，2017.9.

[5] 严仁英. 杨崇瑞博士：诞辰百年纪念 [M]. 北京：北京医科大学，中国协和医科大学联合出版社，1990.8.

[6] 章梅芳. 杨崇瑞：中国近代妇幼卫生事业创始人 [N]. 中国妇女报，2022-03-29.

[7] 政协北京市委员会文史资料研究委员会. 话说老协和 [M]. 北京：中国文史出版社，1987，9.

第三篇

协和公共卫生先驱
勇担国家使命

在瘟疫肆虐中开启公共卫生变革

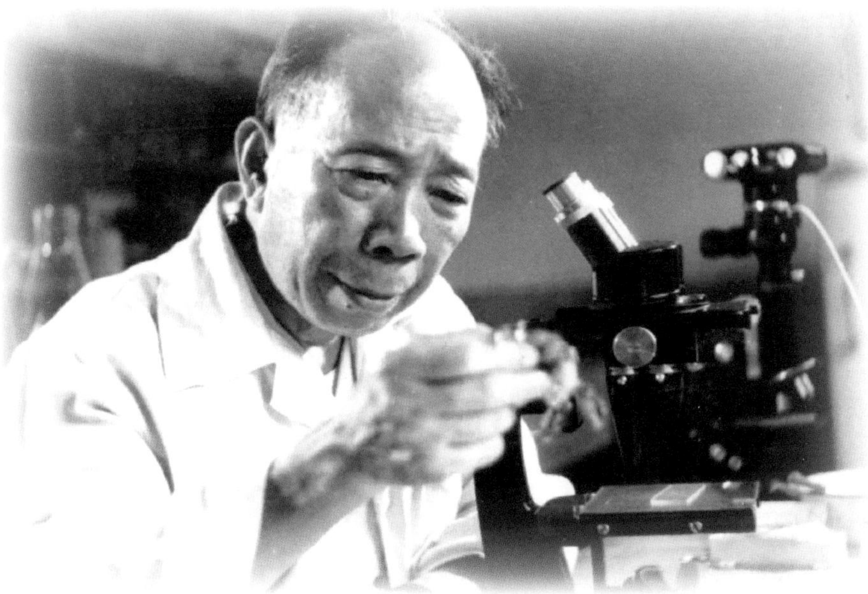

我国热带医学研究的奠基人钟惠澜

20 世纪 20—30 年代的中国，各种瘟疫大面积流行，每年都要吞噬数以百万计的生命。

风雨飘摇的时刻，一群勇敢的人挺身而出。他们有医生、护士还有普通百姓。其中，李宗恩教授、钟惠澜教授和何观清教授的名字尤为醒目。他们无畏生死，冒着被疾病感染的风险，毅然奔赴疫区，全身心投入中国热带病学研究中。他们不仅深入探索疾病的本质与发病机制，还积极推动相关防控措施的建立与完善，为我国最终有效控制黑热病的传播这一公共卫生挑战奠定了基础。

虽然数十年已过去，但那段艰难的历史依然铭刻在人们心中，他们的英勇事迹被编入教科书，激励着一代又一代的医学生和年轻人。

如今，从城市到乡村，医疗服务得到了极大改善，人们的健康得到更好保障。中国已经成为全球公共卫生事业的重要力量。不仅在本国疾病防控方面取得了显著成效，还在国际上积极参与疾病防控合作，为全球公共卫生安全做出了重大贡献。

历史并未被遗忘。每当新的疾病威胁人类时，人们都会想起那些勇敢的先驱者。

内忧外患下的公共卫生挑战

20 世纪 30 年代，中国正处于内忧外患的艰难时期，黑热病肆虐给广大民众带来沉重的灾难。彼时，华东、华北、西北等 13 个省份均遭受黑热病的侵袭，成为当时公共卫生领域的一场浩劫。

1931 年，江淮流域发生特大洪水，苏鲁豫皖等地受灾尤为严重，超过 858 万户农户受损。这场天灾也成为疫情暴发的催化剂，潮湿环境促进了病媒——中华白蛉的繁殖，加之灾民体质下降、人员流动性增强，黑热病如野火般迅速蔓延。

从 1931 年至 1933 年，清江浦、宿迁、徐州、怀远四地的教会医院就收治了上万名患者。至 1934 年，苏北和皖北地区的病患数量更是激增至十余万。在那个缺医少药的年代，许多患者因得不到及时确诊和治疗而迅速死亡。在淮阴市区域，黑热病几乎成为农村的常态，有些村庄的发病率高达 83%。

不少人为躲避疫情，纷纷离乡背井，致使田园荒芜，粮食无收。即使有一些人能得到医治，但高昂的治疗费用也让无数家庭倾家荡产，黑热病因此被百姓称为“败家病”。农村疫区更是流传着“大肚子痞缠了身，阎王拴着脚后跟，快三月，慢三年，不快不慢活半年”“谁得痞病谁遭殃，倾家荡产一扫光；好了生活无依靠，携眷外出去逃荒”等民谣，反映了民众对黑热病的恐惧与绝望。

虽然黑热病病原体已被发现，但受限于当时的医疗水平和政府的医疗资源，防治工作显得力不从心。

携手开创研究范例

黑热病因患者面呈黑色、不规律高热而得名，当时的北京郊区也多见，协和医学院因经常收治该病的患者，基础和临床各部门（包括寄生虫学、病理学、公共卫生学、内科和儿科等）进行过大量的科学研究。

其中，李宗恩与协和医学院同道共同从事的黑热病研究，被认为是“中外医学科学家携手、应用现代科学的方法研究中国流行病的一个成功范例”。

李宗恩通过调查研究和中外资料的比对，提出中华白蛉可能是黑热病的传染媒介。他利用人工喂蚊装置，证实了中华白蛉可以通过叮咬或人的拍打感染致病，也证实中华白蛉的繁殖季节与黑热病的流行时间相一致，而且利什曼原虫可在中华白蛉体内成熟并繁殖。李宗恩还从事黑热病的临床表现和治疗药物研究，根据丰富的临床经验总结出的黑热病早期临床表现，具有很重要的临床指导意义。

他还确认了第一例患黑热病犬及被犬传染的患者，这不仅对黑热病流行病学的研究有十分重要的意义，还把中华白蛉、犬与人的黑热病感染联系在一起，确定了犬在黑热病流行中的作用。

此后，他的学生钟惠澜等证实了犬可以将黑热病传染给人，并发现中华白蛉叮咬犬后对人的感染率远高于犬直接咬人，因此提出犬是黑热病最重要的宿主。也正是根据他们的研究，我国开始制定扑灭中华白蛉、捕杀病犬等黑热病综合防治措施，从而实现黑热病在我国大部分地区绝迹。

以己身做研究，探寻确诊之途

1929 年 6 月，钟惠澜从协和医学院毕业，并获得美国纽约州立大学的博士学位。毕业后他留在协和医院内科任住院医师。那时候内科病种很多，住院医师什么病种的患者都管，但在科研方面可以结合临床专攻一个病种。钟惠澜选中了当时患者较多的黑热病，导师为李宗恩。

尽管当时黑热病在我国多地流行，死亡率很高，但临床医师知道并了解这种疾病的并不多，再加上疾病早期症状不典型，导致诊断和治疗困难重重。1929 年初冬，一位持续发热、鼻出血伴有头痛、恶心的患者住进协和医院。钟惠澜初步检查后，判断是黑热病，可是之后的 3 次骨髓穿刺都未找到导致黑热病的利什曼病原体。患者某些症状酷似伤寒，但从血、尿和粪便中又没有找到伤寒杆菌，直到患者住院 4 个月后，经过第 5 次骨髓穿刺，才找到利什曼原虫，最终确诊为黑热病。

那时，像这样不易确诊的黑热病患者很多。

1930 年夏天，钟惠澜在实验室用一个玻璃试管吸吮被感染了利什曼病原体的松鼠血液时，不小心将其吸到嘴里一部分并吞咽下去。到了 12 月中旬，钟惠澜开始发热、发冷、出汗、鼻出血。他判断自己患了黑热病，住进医院后连续检查了 3 次都没有找到利什曼病原体，只好当感冒治疗，始终没有痊愈。后来他再次接受肝穿刺，才找到了利什曼病原体，确诊黑热病。

于是，他将自己患病早期的种种不典型症状进行归纳总结，撰写了《一例早期黑热病病人》，该文于 1931 年发表在《中华医学杂志》第 17 期。后来，他又从自己管理的 394 例黑热病患者中挑选 54 例早期患者进行多角度研究，撰写了《中国黑热病人的早期表现和临床研究》，并于 1934 年发表在《中华医学杂志》英文版第 49 期上。此后，他又证实，晚期黑热病患者网状内皮系统受到利什曼病原体侵害，人体免疫力低下导致患者容易继发感染。

挑战西方学说，揭示突破性成果

1934 年，钟惠澜出国进修，1936 年 1 月回国任协和医院主治医师兼讲师。当时，他发现国内黑热病患者依然很多，所以想尽快弄清黑热病的传播机制、原理，以便更好地预防、治疗。

20 世纪初期，尽管中国已有黑热病的疑似病例报告，但关于其病原体的研究主要集中在西方，且存在诸多争议。西方学者普遍认为，黑热病由三种不同的利什曼原虫引起：地中海地区流行的主要是存在于病犬体内的犬利什曼原虫和存在于患儿体内的婴儿利什曼原虫。在印度和中国的病原体被称为杜氏利什曼原虫。三种利什曼原虫分属不同种别，印度黑热病和中国黑热病的蔓延流行与犬黑热病无关。

同时，英国皇家医学会和洛克菲勒基金会也先后派出了三个黑热病调查团，在我国进行长期调查，仍未能解开中国黑热病肆虐的谜团，更未能有效遏制疫情的蔓延。

钟惠澜在实地调查中敏锐地发现，在一些患者家养的犬身上发现了黑热病病原体，他推测犬与人患病之间存在某种关联。这一推测不仅挑战了当时西方学者的普遍观点，更为了解黑热病的真正传播途径和病原体来源开辟了全新视角。

正当他要揭开谜底时，卢沟桥事变爆发，研究暂时中断，但这并未能阻止他探索真相的脚步。1938 年，钟惠澜在京郊槐房村设立了黑热病诊疗室，一边为患者治疗，一边深入调查病因。他发现患者集中地区往往伴随着犬的存在，这一现象引起了他的高度关注。通过大量的流行病学调查和临床观察，钟惠澜逐渐意识到犬与人的黑热病感染可能存在着某种联系。

钟惠澜不轻信西方学者的论断，在华北城乡做了大量调查研究，深入发病率很高的京郊槐房村考察了三年。钟惠澜在家中饲养黑热病犬，夜晚利用灯光吸引白蛉至病犬身上叮咬。次日清晨，他关闭窗户并捕获白蛉，带回实验室进行科学研究。这些白蛉在叮咬病犬后，几乎都会感染利什曼原虫。随后，他将这些感染的白蛉用于实验动物，结果证明白蛉会传播黑热病。这一系列实验，进一步证实了在我国犬是黑热病的重要传染源，白蛉作为传播媒介发挥关键作用。

夫妻携手取得新成就

此后，钟惠澜将源自病犬与患者的病原体在中华白蛉体内的发展过程进行对比分析。结果显示，这些病原体在形态、引发的组织病变及血清补体结合试验中的交叉反应均高度一致。从而得出：不论是杜氏利什曼原虫、婴儿利什曼原虫还是犬利什曼原虫，实则为同一病原体。

为了印证犬的黑热病病原体和人患病的关系，钟惠澜想在自己身上进行试验，但因自身曾感染过黑热病，具有免疫性，可能影响结果的准确性。这时，钟惠澜的妻子李懿征毅然决定代替他，自愿接受病原体感染以作观察。李懿征作为一名医生，能够理解丈夫为事业献身的苦心，她也同样具有一颗悬壶济世的仁心。

李懿征被注射病犬骨髓液五个月后，出现了典型的黑热病症状，其骨髓内明确存在黑热病病原体，且该病原体能够传递给田鼠并引发疾病。钟惠澜的研究成果首次在全球范围内证实犬的黑热病病原体对人类具有致病能力，推翻了西方学界的错误观点，开创了黑热病研究的新篇章，具有重要的理论与实践价值。

在揭示黑热病传播机制的同时，钟惠澜还不断创新诊断与治疗方法。他首先提出了骨髓穿刺法，为黑热病的早期诊断提供了可靠依据。此外，他还发明了黑热病补体结合试验粉剂抗原，极大地提高了诊断的准确性和及时性，使患者能够得到及时的治疗，从而避免了悲剧的发生，在当时被称为“钟氏黑热病补体结合试验”（新中国成立后称为“黑热病补体结合试验”）。

实施防控措施，切断传播路径

公共卫生政策的科学严谨和疾病监测体系的精准高效，构成了抵御疫情侵袭的坚固堡垒。过去由于这两项关键要素的缺失，疫情一旦暴发便迅速蔓延，难以遏制。

新中国成立后，钟惠澜对黑热病防治的措施得到了政府高度重视和采纳。在贯彻“预防为主”的方针下，一系列综合防治措施得以实施，包括扑灭中华白蛉、捕杀病犬等。这些措施的实施，有效地阻断了黑热病的传播途径。1958 年，这一传染病在中国大部分地区绝迹。这一成就不仅是中国医疗卫生事业的辉煌篇章，也是钟惠澜等医学先驱无私奉献和不懈努力的结果。

在黑热病治疗与预防领域，钟惠澜立下功勋，他结合毕生研究成果，发表了《中国黑热病研究工作概论》，全面阐述黑热病在多个学科领域的突破，这一研究成果震撼了国际学界。1962 年，巴西政府通过卫生部和文化部（当时巴西尚未与中国正式建立外交关系）对他授予了特别奖状和奖章，以表彰他在黑热病科研方面的贡献。

钟惠澜一生笔耕不辍，发表论文逾 370 篇。1987 年钟惠澜在北京逝世，临终前仍心系医学，在生命垂危之际立下遗嘱，将遗体捐献给医学事业。从为亲人学医到为全人类健康献身，他始终坚守初心，以敬业精神和扎实医术挑战权威，攻克黑热病等传染病难题，展现了生命的无限价值。

而在同一时间，何观清自协和医学院毕业后，也投身于公共卫生事业中，带领研究团队不懈努力，成功开启疾病监测新篇章，为中国流行病学的发展做出了重要贡献。

揭开疾病监测篇章

1911 年，何观清出生在南美法属维亚纳的一个华侨家庭，祖籍广东宝安，6 岁时回国定居，早期就读于东吴大学医预科后考入协和医学院，并于 1937 年毕业获得博士学位。

协和作为一所世界一流的医学院，其办学目的不仅是培养善于行医的医生，而是要培养出对国家医疗卫生事业发展有影响力的人才，鼓励学子献身医学教学和科研，成为各个学科的顶尖人才。秉持这种理念，何观清自协和医学院毕业后，没有选择安逸于临床医生的丰厚待遇，而是留校担任助教和北平市卫生局第一卫生事务所的医师。

1947 年，何观清赴美国约翰·霍普金斯大学学习，归国后更是将满腔热情倾注于协和医学院的讲台与公共卫生事业之中，他担任流行病学教研室主任和公共卫生系主任，培养了一代又一代协和医学生和公共卫生研究生。

何观清认为，健康与幸福是人民生活的基石，医学之所以受到重视，首先是因为它能解决健康问题。医学解决健康问题的双翼：一是预防疾病，二是治疗疾病。两者殊途同归，都旨在守护并增进个体及群体的福祉与健康，但在策略上，预防疾病似乎应占据首要位置。

这一选择是何观清个人命运的重大转折，一个全新篇章正在缓缓展开。

在北京市东城区播撒希望的种子

系统的疾病监测始于 20 世纪 40—50 年代的美国，起初只限于传染病监测，目的在于监视某些疾病分布及其动态，调查其影响因素。这一举措旨在明确疾病控制的工作重点、科学规划防治策略，同时采取有效的措施，为疾病控制提供科学依据，最终实现控制疾病。疾病监测不仅是疾病防控体系的关键之一，更是推动疾病管理向现代化、系统化、标准化及科学化转型的必由之路。

“文化大革命”后，我国各项事业百废待兴，全国各地逐步恢复防疫站。1979 年，何观清作为中国医学科学院流行病学微生物学研究所流行病学室主任，远赴发达国家进行学术访问。这段经历不仅让他领略了国际公共卫生领域的先进技术和理念，更让他深刻认识到中国在这一领域与发达国家的巨大差距。特别是在疾病监测方面，中国尚处于起步阶段，远远落后于西方国家，这令何观清心中充满了紧迫感与使命感。

回国后，他立即投身于中国公共卫生的建设中。他深知，要想有效控制疾病，必须先有精准的疾病监测体系，由此他积极倡导建立疾病监测点。

彼时北京正值寒冬，年近 70 岁的何观清不畏严寒，骑着旧自行车，满怀激情地踏入了北京市东城区防疫站的大门，决定在东城区最大的地段医院——北新桥医院，率先开展疾病监测系统的试点工作。

这一创举，不仅标志着中国疾病监测事业的正式起步，也预示着公共卫生领域即将迎来一场深刻的变革。何观清将国际先进的疾病监测理念引入中国，并在此地播下希望的种子。

在此基础上，何观清进一步推动了学术交流的国际化进程。在国内率先开设了疾病监测课程，为培养本土专业人才开辟了新路径。1981 年，何观清还亲自邀请美国疾控中心的博阿什曼博士来北京讲授疾病监测和流行病学。

构建中国特色疾病监测体系

在疾病监测的实践中，何观清并未简单地复制国外既有模式，而是深刻洞察中国国情，根据中国独特的三级卫生网体系，提出建立以人群为基础的监测点，组织实施综合疾病监测工作，实现从单病监测到综合监测的历史性跨越。这一前瞻性的理念不仅丰富了疾病监测的内容，更提高了监测数据的全面性和准确性。综合监测为制定更加科学、合理的卫生政策提供了有力支撑，我国政府得以更加全面、深入地了解人民群众的健康状况和需求。

在疾病监测网络的建设过程中，何观清对每一处细节的极致追求，促使他亲自投身于监测工具的设计与优化之中：设计出生、死亡登记册，传染病报告登记册，暴发疫情记录表，计划免疫登记表，计划免疫异常反应登记表，疾病监测年报表等。

每项表格在最终定稿前，均历经十多次的精心修订，不仅与专业人士反复讨论，他还亲自到现场试用，确保内容既科学合理，又便于基层人员理解和操作。他深入基层，亲自蹲点指导，践行“没有现场就没有流行病学”的理念，始终坚持流行病学工作者深入现场实际的传统。更令人瞩目的是，基于这些宝贵的监测数据，何观清在《中华流行病学杂志》上发表了具有里程碑意义的文章——《东城区人群健康状况分析》。这篇论文不仅是中国疾病监测领域的第一篇重量级学术成果，更是中国公共卫生事业走向科学化、系统化的重要标志。它向世界宣告，中国正逐步建立起自己的疾病监测体系，为疾病的预防与控制提供了坚实的科学支撑。

从无到有，走向国际

1980 年，中国已全面铺开法定报告传染病的防控工作，然而，受限于当时国家整体资源的匮乏，公共卫生领域面临着人力、资金及设施的多重短缺挑战。因此只能以点带面，每个省、市在城乡各设立一个监测点，每个监测点覆盖人口约 10 万。在何观清的不懈努力下，中国首个疾病监测网络在部分省、市悄然建立并逐渐发展壮大。

何观清的贡献不仅限于疾病监测网络的建设，更在于其持续地关注与投入，确保了疾病监测网络的稳定运行与数据的精准可靠。何观清及其团队的研究成果与监测数据，不仅在国内卫生政策制定中发挥着关键作用，更在国际公共卫生领域产生了深远影响，提升了中国在全球公共卫生事务中的话语权和影响力。中国的疾病监测体系因表现卓越，成为世界银行对华卫生项目贷款的重要考量因素之一。此外，我国在 20 世纪 80 年代连续近十年的疾病监测资料，还被用作制定21 世纪发展中国家公共卫生发展战略的基本数据。

何观清是中国疾病监测事业的奠基人与领航者，他的一生，是献身公共卫生事业的典范。他运用流行病学理论与方法解决公共卫生难题，为我国卫生事业留下了宝贵的财富。他的精神激励着后来者不断前行，追求卓越。

历经半个多世纪的风雨兼程，何观清始终坚守初心，乐观豁达，以实际行动践行着医学的崇高使命。即使在生命的最后几周，他依然站在讲台上，为年轻一代传授流行病学知识，传递医学的群体观念，用生命的最后光芒照亮了我国公共卫生与流行病学事业的未来之路。

整理　杨瑞静

参考文献

[1] 王鹏. 让瘟疫远离人类——缅怀热带医学家钟惠澜 [J]. 国际人才交流，2003，8：16-21.

[2] 徐畅，夏坤. 近代中国黑热病防治述论（1904—1937 年）[J]. 山东社会科学，2022，6：139-145.

[3] 乌正赉. 纪念何观清教授诞辰 100 周年 [J]. 中华预防医学杂志，2011，45（4）：291-294.

[4] 李辉. 跟何观清教授学做中国疾病监测 [J]. 中华流行病学杂志，2011，32（3）：225-228.

[5] 廖苏苏. 何观清：新中国流行病学和公共卫生不可忘却的先生 [J]. 中华疾病控制杂志，2019，23（9）1161-1164.

[6] 何观清. 流行病学教学的总目标 [J]. 中华预防医学杂志，1995，29（1）：6-7.

[7] 廖苏苏. 北平第一卫生事务所的历史贡献 [J]. 中华医史杂志，2015，45（5）286-294.

[8] 吴系科. 与何观清教授交往片断纪实 [M] // 中国公共卫生与流行病学一代宗师何观清. 北京：人民出版社，2011.

守护劳动者健康一直在路上

职业病防治不仅关系到劳动者的健康权益，更与社会的和谐稳定紧密相连。1949 年以后，我国建立了以职业病防治法为核心的法律法规、标准体系，制定和实施了有利于职业病防治的经济政策，建立了工伤保险制度，探索建立了国家职业病防治监管体制，职业病防治工作取得了显著进展。

随着改革开放的推进，我国职业病防治工作进入快速发展阶段，在职业病危害控制方面开展了大量工作，取得了显著成绩。

中国医学科学院北京协和医学院始终履行着守护劳动者健康的神圣使命，推动职业健康事业高质量发展。其中包括：吴执中受命负责我国职业医学的创立工作，担任中国医学科学院劳动卫生研究所（1966 年改称卫生研究所）副所长，开启中华人民共和国职业医学事业；科研人员从千余种中西药物中筛选出矽肺（又称硅沉着病）治疗药物汉防己甲素；何凤生及其同事在国内外首次证实氯丙烯为周围神经毒物，丰富了中毒性神经病发病机制的理论；参与国际职业病目录制定和审定等一系列国际职业健康领域的技术工作。

我国职业医学的创立

东汉王充在《论衡》中提到，冶炼工作可发生灼伤及火烟侵害眼鼻等。唐代王焘在《外台秘要》中提到：可置动物于有毒气体场所，“若有毒，其物即死”。北宋孔平仲在《谈苑》中记载：“后苑银作镀金，为水银所熏，头手俱颤……贾谷山采石人，石末伤肺，肺焦多死。铸钱监卒无自首者。以辛苦故也。”明代李时珍在《本草纲目》中提到铅矿工人的中毒，“铅生山穴石间……其气毒人，若连月不出，则皮肤萎黄，腹胀不能食，多致疾而死”。宋应星在《天工开物》中不仅提到煤矿井下的简易通风法，而且提到烧砒（三氧化二砷）工人必须站在上风向操作，且应保持十余丈的距离，否则就会引起中毒。

可以看出，由职业性有害因素引起的疾病如尘肺病及铅、汞、砷中毒等，在我国存在已久。

尽管我国早已关注由职业性有害因素引起的疾病，但在中华人民共和国成立以前，我国矿山、工厂中究竟有多少尘肺病及其他种职业病患者无从考证。在开滦煤矿、湖南锡矿山工作过的医务人员称，当时的确存在不少矽肺患者。20 世纪 30 年代初期，北京协和医院也曾有生产景泰蓝的工人因铅中毒住院治疗的病例（有病历可查），但那时劳动卫生和职业病学科在我国尚未形成。

中华人民共和国成立后，卫生部、劳动部等从管理和技术等方面加强职业卫生工作。1954 年 5 月，卫生部召开了第一届全国工业卫生会议，会议提出工业卫生工作要坚持“积极领导、稳步前进、面向生产、依靠工人、贯彻预防为主”的方针。1957 年 11 月，劳动部、卫生部和全国总工会联合召开首次全国防止矽尘危害工作会议，工矿企业探索形成了以“革、水、密、风、护、宣、管、查”为内容的综合防尘“八字方针”，各行各业进行技术革新和工艺革新，降低粉尘危害。1957—1958 年，我国对全国 13 个省份的 10 万余名粉尘作业工人开展矽肺普查，1974—1976 年，对 28 个省份 290 多万接尘工人开展矽肺普查，提高了防治矽肺的针对性。

中国医学科学院北京协和医学院的医生、科研人员是承担国家使命，开启我国系统性职业卫生事业的先锋，20 世纪 50 年代，吴执中等专家牵头创立我国职业医学工作。吴执中是我国著名医学教育家和内科学家，早年曾在协和医学院等机构致力内科学的研究与教育。如今已是耄耋之年的黄金祥先生曾是吴执中的学生，他回忆道，“直面当时的情形，1957 年，卫生部颁布了职业病范围与管理办法的文件，宣布了职业病专业正式成立。”吴执中受命肩负起我国职业医学的创立重任。

彼时，吴执中前往苏联考察，回到北京后担任中国医学科学院劳动卫生研究所副所长。依据当时我国的实际需要，吴执中从临床实践开始，从国内最多见的职业病切入，归纳经验，迅速在尘肺病防治、铅中毒、苯中毒、汞中毒及农药中毒诊疗规律等方面取得了第一批防治成果。不仅如此，吴执中依据建设需求选定课题，划分诸多研究项目，与全国各地职业病防治队伍通力协作。经过几年努力，在“常见职业病诊断治疗常规”“铍病诊断”“铀矿开采中粉尘与氡联合作用对尘肺病发病的影响”“有机磷农药中毒的防治”“有机汞农药中毒的临床研究”等研究课题上取得了进展，在尘肺病和常见职业中毒防治方面不断前进，提高了我国职业病防治水平。

在开展职业病防治研究的同时，我国职业病防治专业的人才培养也逐渐起步。

尘肺病专家、曾担任中国预防医学科学院劳动卫生与职业病研究所所长的邹昌淇，就是那时培养的专业人才。1959 年，邹昌淇被送到协和医学院病理科学习 5 年。他回忆称，中国医学科学院是国家大平台，为我国职业病防治培养了大量的病理科、放射科、内科方面的多学科背景人才，同时这支多学科人才队伍，迅速将研究成果提供给一线的工业部门。

“开展职业病防治工作，需要大量人才，老一辈专家在人才培养方面下了极大的工夫。”读研究生期间，黄金祥对老师的两个观点至今铭记于心，一是要全心全意服务于劳动者；二是职业病防治除了在医院诊疗外，要不断深入现场查明病因。

李德鸿曾是中国疾控中心职业卫生所首席科学家，也是吴执中的学生，曾在中国医学科学院学习工作。他清晰地记得，老师对学生、同事的培养，一是从工作的需求出发，二是从学生、同事的兴趣着手，一定会征求当事人的意见。他还会将学生视作自己的孩子。李德鸿举例说，某次要参加会议，老师提醒他把胡子刮一刮。每周四是他到老师家汇报情况的日子，有一次因为忙碌没去，第二个星期老师便询问上个星期为何未去，强调不能因为忙碌而耽误了学习。

1970 年，吴执中到湖南矿山开展尘肺病防治工作。工作之余，他非常乐于做群众的义务保健医生，解答各种医疗咨询。他居住的小屋来访矿工不断，每晚热闹非凡。为了帮助有需要的人，一年多来他坚持每周步行十余里到某结核疗养所查房，却乐在其中。1976 年春，吴执中受命到东北做“松花江水体汞污染”课题的现场调查，天寒地冻，乘坐的车翻倒，造成他脊柱压缩性骨折，但他仍坚持不离现场，卧床指挥调查，直至完成任务才返回。吴执中晚年虽患恶性肿瘤被截肢，但依旧意志刚强，组织力量，以惊人的毅力主编了 130 万字的巨著《职业病》一书。

吴执中在中国医学科学院劳动卫生研究所辛勤耕耘二十余载，他的足迹遍布祖国大江南北，深入矿山、工厂，为一线工人的健康保驾护航。依托国家经济建设的发展，他填补了预防医学领域的空缺，为我国职业医学学科的创建、发展及劳动者健康贡献了毕生精力。

至 1980 年，全国性的职业病防治网络已基本形成。

从千余种中西药物中选出矽肺治疗药物

随着职业病防治工作的推进，中国医学科学院北京协和医学院的专家们发现，必须研发出有用的药物，才能真正守护劳动者的健康。

尘肺病是危害我国劳动者身体健康和生命安全最常见、最严重的职业病。尘肺病是指在职业活动中长期吸入不同致病性的生产性矿物性粉尘，并在肺内潴留而引起的以肺组织弥漫性纤维化为主的一类职业性肺部疾病的统称，根据我国《职业病分类和目录》主要包括矽肺、煤工尘肺、石棉肺等12种，以及根据《尘肺病诊断标准》《尘肺病理诊断标准》可以诊断的其他尘肺病。

“20世纪60年代，我国以重工业发展为主，主要的职业危害就是尘肺病，不仅要调查发病原因，还要进行治疗，所以当时在全国掀起了筛选药物的热潮。”李德鸿介绍，我国从20世纪60年代起投入了大量人力、物力探索抗肺纤维化治疗的药物及中西医结合治疗的方法。我国开始根据中医理论以生津润肺、软坚散结、活血化瘀治疗尘肺病，如用化石汤、牡蛎丸、大力丸、血府逐瘀汤，以及气功、太极拳、呼吸体操等，配合加强营养、定期疗养等治疗该病。这期间建立了不少工人疗养院，对改善患者的症状起到了积极作用。

按照国家规定，呼吸性粉尘的浓度应不超过2mg/m^3，然而1970年后，矿山从手工打眼放炮转变为机械化作业打钻，由于作业方式的转变，矿山呼吸性粉尘的浓度超标较为严重。

面对严峻的形势，国家积极采取行动。为了解决尘肺病这一难题，国家开门办科研，开展全国大协作广泛筛选药物。一时间，全国广泛筛选了3000余种中西药物，邹昌淇作为我国尘肺病专家，见证和亲历了尘肺病治疗早期阶段的发展历程，以及老一辈专家学者们为尘肺病治疗做出的贡献和努力。当时寻找药物的艰辛，邹昌淇至今仍历历在目。

1970年10月，邹昌淇带领科研人员从北京带着设备和动物深入湖南郴州瑶岗仙钨矿一线，寻找各种药物，再进行动物实验，有时一个月实验的动物多达上千只。终于发现了一种效果极佳的中药，但科研人员和当地人都不知道其名字。后来科研人员找到广东韶关一位药物老专家，才得知该药叫山乌龟，通常长在山上的石头缝里，当地矽肺患者服用后感觉良好。与此同时，这种中药被带回到北京进行分析，实验发现该中药五种成分之一的汉防己甲素治疗矽肺的效果最好。此时，距离邹昌淇带领团队在基层寻找药物已经过去了 7 年。

正是经历了这样漫长而艰辛的过程，邹昌淇等专家参与筛选的矽肺治疗药物——汉防己甲素至今仍是我国治疗矽肺的重要药物。

制定氯丙烯劳动卫生标准及职业中毒诊断标准

20 世纪 60 年代初，何凤生调到中国医学科学院劳动卫生研究所工作。那是她第一次接触职业病工作。同年，她和吴执中一同赶赴甘肃某地，对有机汞农药中毒的数十位患者进行抢救，这次抢救让何凤生第一次感性地体会到神经病学和职业病防治间的关系，但仅有神经内科还不足以解决中毒性神经系统疾病的全部问题。从此，劳动卫生和流行病学对预防中毒的重要性开始植入何凤生的脑中。此后，她和吴执中一起跋山涉水，不辞辛苦地多次紧急奔赴边远山区和农村现场抢救中毒患者；经常深入工农业生产一线，足迹遍及祖国各地。她还曾连续三年到贵州山区的一个汞矿蹲点，与工人朝夕相处防治汞中毒。

20 世纪 70—80 年代，在我国生产丙烯磺酸钠及环氧氯丙烷的工厂中，成批的工人出现周围神经病的症状，病因未能明确。何凤生和同事通过流行病学、临床、毒理与神经病理学研究，历时 10 年，在国内外首次证实这些工厂所用的原料氯丙烯为周围神经毒物，其神经病理具有中枢周围性远端型轴索病的特点，从而丰富了中毒性神经病发病机制的理论。她在这些科学依据的基础上，进一步制定了氯丙烯的劳动卫生标准及职业中毒诊断标准，对全国氯丙烯职业危害的防治工作起到了指导作用。

1984 年秋，何凤生因对周围神经毒物氯丙烯的研究，和同事共同获得西比昂·卡古里（Scipione Caccuri）国际奖，获奖论文的题目是《慢性氯丙烯中毒——流行病学、临床、毒理和神经病理研究》，何凤生是获得此国际奖的第一个中国人，其研究同时被作为经典纳入美国神经病学教科书。

何凤生及研究团队在汞、铅、锰、氯丙烯、丙烯酰胺、拟除虫菊酯类、有机磷类农药、变质甘蔗、一氧化碳、二硫化碳中毒的防治研究工作取得了重要成果，开创了我国劳动卫生与职业医学的新学科——职业神经病学，为保障工人、农民的职业健康做出了突出贡献。

与此同时，何凤生还对多种环境与健康的关系开展了系统而深入的科学研究，取得了多项独创性成果和重要研究，成为我国职业神经病学的奠基人和神经毒理学的学科带头人之一，1994 年，何凤生当选为中国工程院院士。

为国际职业健康贡献智慧和技术力量

职业卫生事业的火种一直在中国医学科学院北京协和医学院薪火相传，研究人员、专家为我国的职业卫生工作尽心竭力，这种精神一直在延续。

据国际劳工组织推算，每年有近 1.6 亿劳动者罹患职业有关疾病，给全球带来了巨大的经济损失。目前，职业健康领域普遍存在缺少可靠的职业病统计数据、法律覆盖范围窄、企业参与较少等问题。因此，推广行之有效的预防控制措施、加强登记报告制度、关注新出现的职业病至关重要。

为应对这些挑战，中国医学科学院北京协和医学院的专家在国际合作中发挥了积极作用。

2019 年 7 月，中国医学科学院北京协和医学院公共卫生学院组织开展职业医学能力建设研讨会，与会专家认同中国医学科学院北京协和医学院在“职业与环境健康相关政策、法规、标准研究”“化学物质和大气污染职业危害”“重点人群职业健康防护研究”“不良工作组织与职业精神健康”“不良工效学条件与职业性肌肉骨骼损伤”“职业健康监察”等重点方面加强学科建设，为国家职业医学能力建设提供技术支撑。会议展示了公共卫生学院职业健康团队出版的专著，如《血源性病原体职业接触防护导则—实施应用指南》(GBZT213—2008)、《职业健康监察》、《公共卫生突发事件中职业安全与健康：医护人员和应急救援人员防护指南》、《改善医护人员工作条件师资指南》、《改善医护人员工作条件行动手册》、《工作场所压力：群体性挑战》、《职业病的鉴别和认定——将疾病列入国际劳工组织职业病目录的标准》等一批重要参考文献与技术标准。

中国医学科学院北京协和医学院群医学及公共卫生学院环境与职业健康学系副主任张敏教授提出，职业医学能力建设需要多部门多学科支持，关于医护人员职业健康管理办法应加快落实，建议配套加入职业健康监察体系。通过梳理现有研究基础，依据中国医学科学院临床优势资源、自身团队优势、国内外合作平台和可利用的资源，确定环境和职业健康防护研究重点。目前，中国医学科学院北京协和医学院正在加快国家医学的核心基地和“双一流”学科建设，已将职业与环境健康这一新设二级学科作为重点学科加以发展。

与此同时，中国医学科学院北京协和医学院的专家在国际职业健康领域贡献着中国智慧。2009 年，张敏教授参与了 2010 版国际职业病目录的制定和审定工作，受国际劳工组织邀请，编写 *National System for Recording and Notification of Occupational Diseases-Practical guide*(国家职业病记录和报告系统—操作指南)英文国际指南，指导“一带一路”国家建立职业病登记报告制度。此外，国际劳工组织联合世界卫生组织及全球权威专家，历时 14 年完成《国际职业病诊断指南和职业接触标准》，张敏教授作为 17 名国际核心专家组成员之一全程参与起草这一标准，标准涵盖了全球公认的 106 种职业病，在国际职业健康领域具有里程碑式意义。

新冠疫情流行以来，张敏教授入选世界卫生组织和国际劳工组织专家组“医疗卫生人员新冠肺炎职业健康全球特别研究小组”，参与起草了《新冠疫情防控中的医护人员职业健康安全防护》。2021 年起，张敏教授参与世界卫生组织和国际劳工组织研究制定的新指南——《为照护者提供关爱：医务工作者职业健康与安全项目开发实施指南》的编写，为进一步推动我国医务人员职业健康工作提供国际引领和有益经验。

“十四五”职业病防治规划实施以来，职业病防治各项重点工作取得了积极进展和明显成效。目前，我国建立并完善了国家职业病及危害因素监测和职业病报告体系，监测病种由原来的 10 种职业病扩大到所有的职业病病种，共十大类 132 种。我国开展职业病及危害因素监测，实现了职业病危害严重行业、重点职业病监测县区及监测病种“三个全覆盖”。

一个个有力的举措，一组组翔实的数字，展现出我国持续聚焦提升劳动者职业健康素养、保障劳动者健康权益的恒心和决心，这也是包括中国医学科学院北京协和医学院专家学者、研究人员在内的一代又一代职业卫生人在各自岗位上默默奉献着青春年华的结果。数十年间，中国医学科学院北京协和医学院职业卫生人在变与不变中传承与发展。不变的是“一切为了劳动者健康”的信念与坚守，变的是不断拓展服务的广度、深度和温度。

本文根据中国预防医学科学院劳动卫生与职业病研究所黄金祥教授、邹昌淇教授、李德鸿教授，中国医学科学院北京协和医学院群医学及公共卫生学院环境与职业健康学系副主任张敏教授口述整理

整理　杨瑞静　湘雪

| 参考文献 |

[1] 吴执中，王世俊，任引津，等. 职业病 [M]. 北京：人民卫生出版社，1984.
[2] 陈卫红，邬堂春. 健康中国，职业卫生先行——中国职业卫生发展 70 年回顾与展望 [J]. 中华疾病控制杂志，2019，23（10）：1169-1172.
[3] 国务院. 国务院批转卫生部关于加强工业卫生工作的请示报告 [R/OL]. (2017-09-21) [2021-09-17]. http://www.gov.cn/zhengce/content/2017-09/21/con-tent_5225877.htm.

[4] 国家卫生健康委干部培训中心（国家卫生健康委党校）. 百年卫生 红色传承 [M]. 北京：中国人口出版社，2021.

[5] 李德鸿. 不要把尘肺病防治引入歧途 [J]. 环境与职业医学，2018，35（4）：283-285.

[6] 白剑峰. 我国职业病防治取得积极进展 [N]. 人民日报，2027-04-26（10）.

[7] 梅松. 何凤生：但做人间天使，何须凤舞九天 [J]. 大众科学，2020，7：36-37.

[8] 黄一鸣，张敏. 中国医学科学院 / 北京协和医学院开展职业医学能力建设研讨活动 [EB/OL].（2019-08-05）[2025-03-24]. https://www.sohu.com/a/331664203_699704.

为国人研制安全有效的抗感染药物

纵观历史，微生物感染伴随着人类文明的发展进程，并对人类文明产生了深刻的影响。人类历史上写满了与微生物感染斗争的战绩，却始终未找到与之相抗的利器。直到 1928 年，英国细菌学家亚历山大・弗莱明发现青霉素，1940 年，德国化学家欧斯特・鲍里斯・钱恩成功获得具有优良抗金黄色葡萄球菌效果的青霉素，1942 年，制药企业开始对青霉素进行大批量生产，人类才真正拥有与之较量的实力。

青霉素在第二次世界大战末期横空出世，战后青霉素得到了广泛应用，拯救了数以千万计的生命，据专家估计以青霉素和链霉素为代表的抗生素已经提高人类平均寿命 10 年以上。青霉素的出现，是药物研究史中一个划时代的进步，开创了用抗生素治疗疾病的新纪元。

抗生素的使用无疑是 20 世纪以来卫生健康领域最伟大的发明之一。得益于抗生素和疫苗的使用及卫生条件的改善，中国人的预期寿命已经从新中国成立初期的 35 岁上升到 2022 年的 78 岁，新生儿的死亡率由新中国成立初期的 200‰下降到 2022 年 5‰，新生儿因细菌感染的死亡率得到了很好的控制。

中国医学科学院医药生物技术研究所（原名抗菌素研究所，以下简称“药生所”）是中国抗生素研发的国家队，为我国研究新药守护国人健康是其使命，从研制出我国第一支青霉素并用于伤员救治后，在半个多世纪的砥砺前行中，药生所始终践行着自己的使命与担当，先后将几十种抗感染药物推上临床，为我国医药卫生事业做出了重要的贡献。经过我国几代人的努力，中国各大类抗生素实现了从无到有、从仿制到创制、从进口到出口的历史性转变。

从无到有，中国第一支抗生素诞生

100 多年前半殖民地半封建社会的中国积贫积弱，几乎没有能力抵御传染病和微生物感染的侵袭。但科学家们怀揣着科学救国的信念，没有放弃拯救国家和人民的实践，中国的抗生素研究几乎与世界同时起步，大批归国科学家在炮火硝烟中，艰难地开启了抗生素的研发之路。

1910 年，东北地区暴发了鼠疫，归国华侨伍连德奔赴现场，迅速采取强制性隔离、严格消毒灭菌、佩戴口罩和焚烧患者尸体等措施，将鼠疫的危害降至最低，这也成为中国科学防疫的肇始。

1919 年春天，在伍连德的倡议下，北洋政府筹备建立的中央防疫处在北京天坛神乐署正式揭牌，这就是中国医学科学院抗菌素研究所的前身之一。为了躲避战火中央防疫处辗转迁移，1939 年迁至云南昆明，抗日战争胜利后，回迁至北京天坛西里。在云南昆明，中央防疫处寻得了短暂的安宁，中国最早的青霉素样品也在此地诞生。

1941 年，在中央防疫处处长汤飞凡家里组织的文献读书会上，流行病学专家魏曦读到关于钱恩和弗洛里等在《柳叶刀》杂志上发表的青霉素研究论文，立即引起了汤飞凡的关注。他意识到，青霉素既无毒质且具充分杀菌效能，非常有价值。于是，他迅速组建青霉素研究组，开启了我国研制青霉素的历史。除汤飞凡外，当时参与研究的还有魏曦、朱既明、黄有为和卢锦汉等，后来他们都成为中国疾病防疫与医药界的大家。

青霉素研究是一场在失败中不断总结经验的战斗，1944 年 9 月 5 日，我国自行研制的第一批青霉素制品，在昆明西山脚下的高峣村诞生，从无到有，实现了历史性的突破。抗日战争胜利后，中央防疫处一部返回北京天坛，成为中央防疫处北京实验所。汤飞凡组建了中央防疫处的青霉素室，留美专家童村，以及协和医学院的马誉澂等利用美国援华的四个 40 加仑发酵罐及配套设施开始了青霉素冻干品的批量制备。

填补空白，新中国抗生素事业快速发展

新中国成立后百废待兴，但党中央仍高度重视抗生素事业的发展，因而在中央防疫处北京实验所的基础上成立了卫生部生物制品研究所，并设立了青霉素室（药生所前身的一部分）。汤飞凡被聘任为卫生部生物制品研究所所长。汤飞凡先后聘请了国际知名抗生素专家童村（1948 年调往上海）、马誉澂、张为申、朱既明、留日归来的许文思等教授，以及黄大馩、刘璞等一批年轻科学家，共同组建了一支实力雄厚的抗生素科研队伍，开启了新中国抗生素研究的序幕。

1951 年，青霉素室利用张为申教授由国外带回的菌种 M133，继续深化我国青霉素的研制工作。此时，抗美援朝战场上的伤员们急需青霉素药品，但由于欧美等国对新中国实施严密封锁和禁运政策，我国难以进口玉米浆和乳糖，这是生产青霉素所需的最关键的原料。

张为申教授和卫生部生物制品所青霉素室的同志对青霉素的制造工艺进行创新，成功利用国内丰富的玉米粉替代玉米浆和乳糖，我国取得了完全采用本国原料生产青霉素的自主权，使青霉素的生产不再受制于人。

完成了青霉素的研发及制备工艺的本土化，离青霉素的自主生产还差最后关键的一步，那就是批量生产。此时，齐谋甲成功解决了小发酵罐的染菌问题，使生产能力达到每周生产 100 多支青霉素。这些比黄金更珍贵的青霉素，被源源不断地送达抗美援朝前线用于伤员救治，拯救了无数英雄的生命。

为了让中国的抗生素研究事业多地开花，国家进行了组织机构的调配。

1952 年，马誉澂、许文思等被调到上海，参与上海抗生素生产厂的筹备工作，马誉澂后又被调到上海华东化工学院从事抗生素教学，刘璞被调往北京医药工业研究院筹建抗生素研究室。齐谋甲被派往苏联学习，回国后调往石家庄参与筹建华北制药厂，多年后任我国第一任国家医药管理局局长。随着国家的各项建设不断推进，抗生素领域的专家们如群星闪耀，他们身携“火种”奔赴祖国各地，中国的抗生素事业由北京天坛四散，实现了祖国多地的全面红火。

1956 年 1 月，党中央发出“向科学进军”的号召，制定了要在 12 年内使一切最急需的学科接近国际先进水平的科学发展规划，抗生素被列为其中尖端科学之一。时任中央卫生研究院院长的沈其震决定在中央卫生研究院组建抗生素专业，并聘请张为申领导筹建工作，在北京天坛正式成立了中央卫生研究院抗生素系（药生所前身）。此时，所里引入了大批人才，至 1960 年，药生所已经由建所时的 80 多人增加到 180 余人，初步建成了我国第一个学科比较齐全、专业基本配套、科技队伍初具规模的抗生素专门研究机构，有力地推动了中国抗生素研究和生产的全面发展。

20 世纪 50—60 年代，中国抗生素事业面临西方国家的经济和技术封锁，就连最基本的研究仪器和实验材料都十分匮乏。在这样艰苦的条件下，科研人员凭借坚韧不拔的勇气与毅力，开始了自力更生、白手创业的艰难历程。

为了快速拓展抗生素的种类以满足国人的健康需求，药生所建立了随机筛选程序，从我国土壤样本中进行大量筛选，陆续获得了曲古霉素、灰黄霉素、克念菌素、紫霉素、多黏菌素 E 与去甲基万古霉素等抗生素的产生菌。以上中国本土化的菌种，经过后续研发大多数得到工业生产并广泛应用于临床。

值得一提的是，1959 年研究人员从贵州省的土壤中分离出一株放线菌，在分类学上接近东方诺卡氏菌，其分泌物中分离出一种抗菌物。因为技术水平和条件有限，当时研究人员误认为是万古霉素，菌株也被命名为“万 -

23”。1972 年，卫生部按“万古霉素”将本药收载于中华人民共和国卫生部部颁标准。此后，华北制药厂对万 –23 菌种进行诱变和选育，经研究人员用磁共振法证明诱变后的万 –23 菌种产物为“N– 去甲万古霉素”。1979 年，卫生部中国药品生物制品检定所的技术人员在制备国产万古霉素标准品时发现：国产万古霉素标准品的效价比进口万古霉素理论效价竟高出 10%。去甲基万古霉素为研究所首创，至今仍是我国临床广泛应用于治疗耐药 G 细菌感染的最重要抗生素之一。

同时，药生所也投入相当的力量，围绕青霉素、链霉素、土霉素、红霉素、放线菌素 K 等主要抗生素生产中的问题，开展了工业生产菌株的发酵条件及提炼工艺等方面的研究，以提高我国抗生素的质量和生产工艺。

1958 年 8 月，经卫生部批复，中国医学科学院抗菌素研究所建立。这段时期，中国抗生素实现了从无到有的蜕变，为国家的传染病防控起到了举足轻重的作用。

从仿制到创制，我国抗生素发展进入黄金时期

1969 年，周恩来同志亲自指示“抗生素研究要突破创新”，自此，“突破”“创新”成为药生所科研人员新的奋斗目标，创新药物也不断涌现。

建所初期，药生所定向筛选国外常用、国内临床急需的大品种新抗生素，以最快的速度解决国人用药难的问题。随着主要矛盾的解决和技术的进步，筛选方法也相应由随机筛选逐渐向理性化筛选过渡，分别建立了氨基糖苷类、大环内酯类、安莎类三类抗生素的定向筛选系统，并建立了抗生素在八种溶剂系统中的纸层析图谱和几类主要抗生素的族间鉴别体系。

蓬勃发展、干劲十足正是对这个时期最好的形容。药生所对采自我国广大地区的大量土样进行筛选，并在较短时间内筛选获得了当时国际上称为王牌抗生素的卡那霉素，治疗阿米巴痢疾和绦虫有特效的巴龙霉素，耳毒性较

小的核糖霉素，治疗淋病被称为“一针灵”的大观霉素，临床应用最广泛的麦迪霉素、乙酰螺旋霉素、柱晶白霉素，肽类抗生素中的多黏菌素 E 与紫霉素，糖肽类抗生素去甲万古霉素，多烯类抗真菌抗生素中的曲古霉素与杀念珠菌素，含氧杂环类抗真菌抗生素灰黄霉素，以及与北京结核病研究所合作研究的安莎类抗生素利福霉素等的产生菌。这些抗生素产生菌都经过了必要的选育和试制研究，并陆续产业化，成为临床抗感染的主要用药，在我国传染病与各种感染治疗中发挥了重要作用。

这一时期，肿瘤化疗药物走上历史舞台，药生所在抗肿瘤抗生素方面取得了重大突破。研究建立新的精原细胞法筛选模型，筛到了光神霉素、洋红霉素、争光霉素等产生菌，完成了我国第一个新抗肿瘤抗生素——平阳霉素的研究，并推向临床应用。被誉为“肿瘤化疗史上具有划时代意义药物”的博来霉素，进口价格昂贵，大多数患者只能望“药”兴叹。为了让国人用上平价药，药生所快速组建研究团队开展工作。不到两个月，研究团队从浙江省平阳的土壤中分离到一株轮枝链霉菌平阳变种，功效可以媲美博来霉素。该菌株的获得正好在 1969 年国庆节前夕，成为献给祖国母亲 20 岁生日的最好礼物，被命名为“争光霉素”，含有为国争光的意思。争光霉素于 1971 年 3 月投产，广泛应用于各种鳞癌，主要是头颈部鳞癌如唇癌、舌癌、齿龈癌、鼻咽癌等的治疗，为我国患者提供了价廉有效的治疗药物，无疑是一项有突破性的成就。

争光霉素的主要组分为博来素 A2，临床使用一段时间后疗效下降。研究人员查找原因时发现，由于生产过程中通过菌种选育和发酵工艺的改进，产品的主要组分已由原来的博来霉素 A2 变为博来霉素 A5，这一发现带来了新的机遇。研究团队对这一新组分进行了一系列研究，发现 A5 具有抗癌作用较强而毒性较低的特点，经过改进工艺、临床试验，博来霉素 A5 很快得到临床推广应用。因为菌种采集于浙江省平阳，被定名为“平阳霉素”。1982 年 10 月，广谱抗肿瘤抗生素平阳霉素获国家发明二等奖。该药后来被选为国家基本药物，并载入了 1990 年版的《中华人民共和国药典》。

如果说争光霉素体现的是科技人员在抗生素研究技术水平和速度上实现的一种突破，那么平阳霉素的成功研制，则是完成了一个具有自主知识产权的新的抗肿瘤抗生素的全过程，具有重要的创新意义，给中国抗生素研发界以极大的鼓舞。

除了从微生物来源的天然物质中筛选抗生素外，科研人员也开展了半合成抗生素与全合成抗菌药的研究，突出的成绩是在短短一周内完成了甲烯土霉素的合成，并与华北制药、东北第六制药等厂合作，将其推向工业生产与临床应用。甲烯土霉素的研制成功不仅创造了较大的社会效益与经济效益，而且为后来的去氧土霉素（强力霉素）的研制奠定了坚实基础。

这一时期，药生所在国内率先开展了喹诺酮类抗菌药的研究，并于 1979 年将第二代喹诺酮吡哌酸推向临床，成为我国喹诺酮类药物研发的先驱，该药于 1981 年被列为国家基本药物、1985 年获国家科技进步奖三等奖。

从仿制到创制，20 世纪 60—70 年代是我国抗生素发展的黄金时期，药生所在这一时期开创了多项首创研究，为抗生素事业生物技术时代起到了承前启后的作用。

现代生物技术带领抗生素研究进入新赛道

20 世纪 80 年代，科学界迎来了春天，国家十分重视科学技术，科研院所与科技人员得到了前所未有的发展机遇。中国医学科学院北京协和医学院抗生素领域的科研方向和内涵逐渐从单一的抗生素走向以微生物药物和生物技术为特点的更广阔的新药研究。为了再次起步追赶国际先进水平，科研人员将分子生物学理论与技术更广泛和深入地应用于新药研发的各个领域，以适应未来“医、药、生”等多学科融汇交叉的发展需求。

此时，药物筛选由原来的抗菌、抗肿瘤、抗病毒药物的筛选扩展到作用于心血管病、抗炎、病原酶抑制剂、抗耐药病原、调节物质与生物应答调节剂等的筛选。同时，新选模型及生物技术手段迅速增加，并逐步由整体水平和细胞水平向分子靶向水平发展。

1981 年，国家单独成立了中国药学会抗生素专业委员会，挂靠在中国医学科学院抗菌素研究所。当年 10 月即以学会名义举办了第四次全国抗生素学术会议，从 1964 年召开第三次全国抗生素学术会议后，被中断了 17 年终于得以恢复、延续。专业委员会的建立，极大地推动了行业的发展。

1986 年，卫生部在中国医学科学院抗菌素研究所成立了抗生素生物工程重点实验室。1987 年，卫生部批文，将中国医学科学院抗菌素研究所更名为中国医学科学院医药生物技术研究所，这是国家对现代生物技术在我国抗生素研究与开发中应用的重视，也是学科发展的必然结果。

此后，中国医学科学院北京协和医学院抗生素类药物研究不断强化从仿制向创新转轨的历史进程。筛选样品的来源，除原有的从土壤微生物、中药与合成、半合成途径外，已开始采用基因重组、原生质体融合及酶促生物转化等手段获得筛选样品新药筛选模型的创建和药物分子的化学设计，逐步由传统模式向酶、受体与分子水平发展。

20 世纪 90 年代，中国乙肝盛行，被扣上了“乙肝大国”的帽子。为了尽早摘帽，药生所开始进行消灭乙肝相关研究。经过多年探索，建立了乙肝病毒体内外药效学模型和一整套病毒学检测方法，为国内抗肝炎病毒药物的筛选与评价提供了重要的技术支持，后来，我国研发推上临床的抗乙肝药物大部分利用此评价体系完成药效学评价。

此外，研究人员构建了丙酰螺旋霉素和异戊酰螺旋霉素基因工程菌，开展了基因工程丁胺卡那霉素的实验研究，并对力达霉素和依博素合成基因簇进行解析，由此诞生了国家 I 类抗菌新药可利霉素（原名必特霉素）。可利霉素是我国第一个自主研发的大环内酯类抗生素产品，是阿奇霉素上市以来国际首次出现的新型广谱抗生素原研药，相对现有抗生素品种，在耐药性、疗效、安全性等方面具有颠覆性优势。

同时，研究团队在长期协作研制争光霉素、平阳霉素的过程中，及时把握新发现，又研发成功博来霉素类新成员Ⅰ类抗肿瘤抗生素——博安霉素。博安霉素对肝癌有较满意的疗效，对头颈部鳞癌、恶性淋巴瘤等也有疗效。在博来霉素一族中，博安霉素是临床应用的小个药物中肺毒性最低的成员，对免疫系统和造血系统无损的抗癌药物。博安霉素从 20 世纪 80 年代初期立项到 2004 年获得国家Ⅰ类新药证书和生产批文，历时 20 多年，是具有我国自主知识产权的一类新抗肿瘤抗生素。

进入 21 世纪，中国医学科学院北京协和医学院抗生素类药物研究崛起，为国人创造更多更有价值的可用新药，用不断创新守护着国人的健康。

本文根据中国医学科学院医药生物技术研究所

司书毅教授口述整理

整理　黄晶

参考文献

蔡年生. 中国抗生素发展纪事 60 年的实践与见证 [M]. 北京：化学工业出版社，2021.3.

脊灰疫苗攻关记

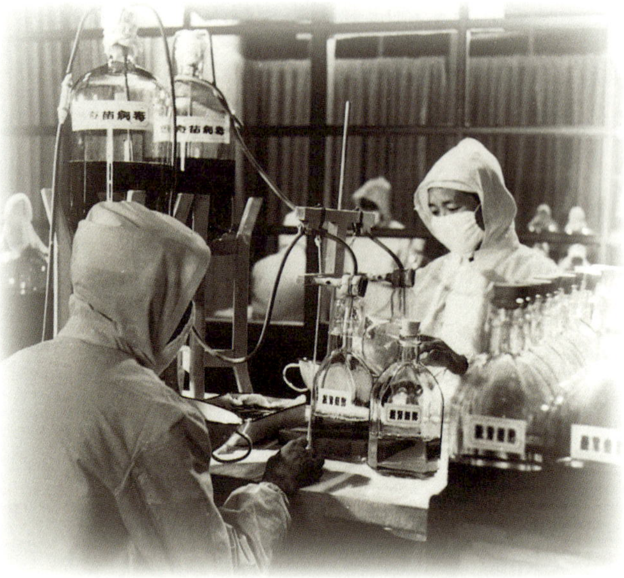

医学生物学研究所科研人员进行脊髓灰质炎减毒活疫苗病毒接种实验

枯瘦的双腿像麻秆一样铺在病床上，手臂一动不动，小小的脑袋有时甚至抬不起来，孩子们的脸上有的懵懂，有的痛苦，有的绝望。短短几天，一千多个孩子突然得了一种怪病。他们有的再也无法站起来，有的没多久就消失于这个世界……这是在 1955 年，江苏南通发生的大事件，后来这种疾病迅速蔓延至青岛、上海、济宁、南京……这就是脊髓灰质炎，也称小儿麻痹。

脊髓灰质炎是脊髓灰质炎病毒引起的急性传染病，由于发病率高，有一定的致死率和肢体麻痹的后遗症，严重危害人类健康。1840 年，德国医生雅各布·海涅最早描述脊髓灰质炎的临床表现。

恐慌蔓延全国

恐慌的情绪在全国蔓延，在发病率最高的南宁，即使是酷热难忍的夏天，家家户户仍死死地关闭门窗，不让孩子出门，即使孩子热得虚脱也顾不得。

中国医学科学院医学生物学研究所陈统球那时刚刚 16 岁，至今他仍记得当时的场景，父母带着孩子到处求医未果，可怜的孩子小小年纪已经无法独立行走，有的拄着拐杖艰难求生。

脊髓灰质炎是继 20 世纪初我国东北发生鼠疫以来，危害最大、流行范围最广的传染病。脊髓灰质炎病毒通过消化道传播，一般破坏脊髓神经，从而导致四肢不同程度的瘫痪。严重的甚至破坏延髓的呼吸中枢，使患者的呼吸肌无力，产生呼吸麻痹而死亡。肺本身没有肌肉，而是依靠呼吸肌规律工作来保障人的正常呼吸。呼吸肌麻痹后肌肉便无法再保障人的正常呼吸。侥幸存活的也要依靠一种叫作“铁肺”的笨重设备辅助呼吸。

脊髓灰质炎至今无法治愈，只能预防。但许多得了脊髓灰质炎的患者不愿放弃对生活的希望。有一位母亲，在遍访名医无果后，带着最后的希望，背着孩子千里迢迢来到了中国医学科学院病毒学研究所，在这里，她找到了研究室主任顾方舟。

当看到穿着白大褂的顾方舟走出实验室，她像见到救星一样：“顾大夫，你把我的孩子治好吧。他以后还得走路，参加国家建设呢。”她紧紧地攥着顾方舟的胳膊，充满期盼地看着他。这情景令顾方舟一时五味杂陈，他难过地低下了头：“同志，抱歉，我们对这个病还没有治愈的办法。”作为研究脊髓灰质炎的专家，顾方舟知道病毒对脊髓造成了不可逆转的损伤，即便是国内外最顶尖的医生，也束手无策。

这位母亲整个人瞬间颓然，她不停重复地说道："求求您了，救救我的儿子吧！救救我的儿子吧！"后来这位母亲瘫坐在长椅上坐了很久。顾方舟后来沉思了很久，攻克脊髓灰质炎的念头在他心中不断萌芽壮大。

死疫苗与活疫苗该如何选择？

1957 年 5 月，苏联医学科学院病毒研究所病毒学教授索柯洛夫，应邀到军事医学科学院办班讲学，因顾方舟此前在苏联留学时给他留下了深刻的印象，所以他点名顾方舟做他的专职翻译和助手。因此顾方舟被借调到当时在上海的军事医学科学院工作。临近出发前，中国医学科学院病毒学研究所办公室通知顾方舟赶紧到卫生部，崔义田副部长亲自找他谈话，崔副部长严肃地对他说："先放下脑炎的研究，专职搞脊髓灰质炎的防控。"

从此顾方舟接下了这个重担，开始了他一生的使命。

1957 年夏天，上海同样发生了脊髓灰质炎流行。当时，顾方舟带领他的团队从传染病医院和儿童医院临床确诊和疑似脊髓灰质炎的住院患儿中，收集到 726 份粪便标本，取其中 344 份标本分离病毒。经过定型，确定脊髓灰质炎病毒有 116 株。在 116 株病毒中，Ⅰ型 97 株，Ⅱ型 15 株，Ⅲ型 4 株。与此同时，他们还研究了脊髓灰质炎病毒分离率与临床症状，以及取标本日期和粪便悬液接种量之间的关系。

这项研究不仅标志着脊髓灰质炎病毒的分离与定型方法在我国成功建立，而且第一次用病毒学和血清学方法，证实了在我国流行的脊髓灰质炎以Ⅰ型为主。

次年回到北京，顾方舟被任命为中国医学科学院病毒学研究所脊髓灰质炎研究室主任。1958 年，顾方舟及其团队对北京市六个托儿所及一个居民点的儿童及成人带病毒情况进行调查。该调查证明，在流行季节，北京市托儿所内健康人带病毒率很高，有病例发生的托儿所内带病毒率达20%～40%，无病例发生的为10%。这一发现证明，脊髓灰质炎病毒在北京市儿童集体中广泛地散播。脊髓灰质炎疫情已经到了非常危急的时刻。

为应对疫情，掌握最新的疫苗生产工艺。1959年初春，中国医学科学院董德祥和顾方舟、卫生部北京生物制品研究所闻仲权、卫生部成都生物制品研究所蒋竞武4位科学家被卫生部派往苏联考察。在苏联学习时，他们得知，当时国际上有减毒活疫苗和灭活疫苗之争。中国该怎么选?

陈统球介绍，灭活疫苗又称死疫苗，其价格昂贵，工艺复杂，国内甚至无法供应生产死疫苗所需的“199培养基”，注射方法也非常严格，而且不能得到局部免疫及肠道免疫，效果不佳，当时我国也无法承担如此庞大的经济负担。而减毒活疫苗相对便宜，生产没那么复杂，但有效性和安全性尚需验证。顾方舟查阅了所有能获取的公开资料，立足我国患病人口多、经济欠发达的实际，大胆提出走活疫苗技术路线的建议，最终被卫生部采纳。这一决策，对我国战胜脊髓灰质炎病毒产生了决定性影响。

机缘巧合之下，顾方舟留学苏联期间的恩师丘马可夫教授将Sabin原制疫苗（一种脊髓灰质炎死疫苗）赠送给了他，还送了3000份苏联自产的活疫苗，疫苗必须冷藏保存。他们一致决定：申请提前回国，在当时卫生部副部长钱信忠的支持下，1959年9月，顾方舟带着这些疫苗回到了北京。

“你的孩子现在怎么样了”

随后，他们马不停蹄地开始研究这批疫苗的安全性与有效性。卫生部根据北京生物制品研究所实力与地理位置，以及背靠中国医学科学院强大的人才技术后盾，决定第一批试生产任务交给北京生物制品研究所，并组织相关单位成立了一个阵容强大的协作组，由顾方舟任组长。

尽管当时国内物资匮乏，但一方有难八方支援，为了祖国的未来，为了孩子们的健康，中国医学科学院等科研单位、成都生物制品研究所等生产单位，经过一年的奋战，终于在 1961 年元旦前，生产出了中国第一批 500 万人份脊髓灰质炎活疫苗。

研制出来的疫苗不能立即使用，必须经过严格甚至苛刻的层层检定，即使一项检定不达标都不允许出厂，毕竟它将用在孩子身上，哪一个流程都不能大意。

活疫苗检定试验要用到恒河猴，因为猴是最接近人的高等动物，活疫苗检定试验最终用了几百只猴才完成了动物实验，证明了疫苗的安全性，按计划要进入三期临床试验。

Ⅰ期临床试验主要观察疫苗对人体是否安全，有无副作用，只需少数人受试。顾方舟和同事们毫不犹豫地喝下了一小瓶疫苗溶液，一周过去了，没有任何异常。但成人与孩子毕竟不同，如何验证孩子服用疫苗后的效果。顾方舟做了一个惊人的举动。“我眼看着顾所长把疫苗喂给了自己不到一岁的儿子——小东。”陈统球回忆道，很多同事也把疫苗喂给了自己的孩子吃，那段时间，每天早晨，顾方舟与同事见面的第一句话就是：“你的孩子现在怎么样了。”幸运的是，测试期平稳度过，孩子们都健康，Ⅰ期临床试验成功。

Ⅱ期临床试验是药效的初步评价，主要考察疫苗的有效性，观察血清学、病毒学效果。也就是说，通过Ⅱ期临床试验可确定疫苗对人体预防脊髓灰质炎到底有没有效果，有多大的效果。

1960 年，2000 人份的疫苗在北京投放，城市中 7 岁以下的儿童成为临床Ⅱ期试验的受试者。试验顺利通过。

Ⅲ期临床试验需要在更大人群范围进行。从 1961 年 4 月开始，有 11 座城市的 450 万名 7 岁以下小儿参与试验。此时，顾方舟心中提着一口气，辗转难眠，如履薄冰，毕竟 0.001 的失败都是几百个家庭的劫难。后来他说：“谁主持这个实验谁明白，真是提心吊胆，虽然我们也有信心，但还是多亏卫生部领导和同事们的支持。”最后Ⅲ期实验圆满成功，没有辜负研究人员日日夜夜的辛苦努力。

统计数据表明：与1959年相比，各地发病率明显下降，对照组比实验组的发病率高7～10倍，实验保护率达93%。

扎根云南，克服万难

早在1958年，卫生部派顾方舟去苏联考察脊髓灰质炎死疫苗前，政府就考虑到了疫苗的生产问题，决定在云南建立猿猴实验站，并将这项任务交给中国医学科学院副院长沈其震负责。在顾方舟的陪同下，沈其震将医学生物研究所选在了云南昆明西山区的一个山沟中——花红洞。1959年1月，卫生部批准正在筹建的猿猴实验站改名为医学生物学研究所，以此作为我国脊髓灰质炎疫苗的生产基地，并在云南省正式成立了筹备处，负责研究所的筹建工作。顾方舟任所长，带领着同事们白手起家，一砖一瓦地建设起了这个新家园。在医学生物所保留的一张黑白照片中，就有顾方舟带领10多名职工一道拉碾子修路的场景。那时的他们虽然身上拉着沉重的碾子，但一个个都带着笑容，让人不禁感受到当时热火朝天的建设场景。

为全身心投入云南的工作中，顾方舟甚至举家迁往了昆明。

1959年8月，毕业于云南医学专科学校的陈统球被分配到中国医学科学院医学生物学研究所工作，他清楚地记得当时一穷二白的环境：“那时候太难了，道路泥泞不堪，交通不便。生物所只有一辆破旧的解放牌汽车，但没有汽油，房子还没建成，山上更是坑坑洼洼。吃的东西都定时定量，闲暇时，大家聚在一起，经常幻想红烧肉，过过‘嘴瘾’。生产、实验所需的科学用品非常难找，培养瓶要到千里之外的上海购买。”最难的是冰箱，没有低温保存条件，毒种就会失效。后来经过协调将毒种暂存于昆明医学院实验室，需要用毒种时提前派人用背篓装着冰壶去取，那时医学生物所附近没有公交车，只能靠着双脚往返几十里地取毒种，每周三次。

疫苗生产出来后，没有冰库也无法保存，最后只好将生产好的疫苗披星戴月送到昆明市内的冷冻厂保存。

艰难困苦，玉汝于成

无菌室没有空调和洁净设备，消毒全靠紫外线灯照射，福尔马林、苯酚、乳酸熏蒸，并用来苏水、高锰酸钾溶液、酒精消毒皮肤。眼睛被空气中残余的甲醛、氨气刺激得泪流满面，双手被来苏水等消毒液腐蚀得脱了一层又一层的皮，一次操作长达 4 个小时。工作结束从无菌室走出来，工作人员的内衣裤、工作服及无菌服全被汗水浸透。

制备合格的猴肾单层细胞供给病毒组接种病毒，才能制备疫苗。猴肾单层细胞需要在 37℃恒温室中培养，一般需要 7 天左右，使细胞黏附于培养瓶的内壁，表面形成单层细胞，挑选合格的细胞瓶送到病毒组接种病毒。“细胞瓶壁内培养需要温度稳定，我们只有搞土法恒温室，就是拿很多的电炉丝，盘在恒温室里墙壁上、地上。挑选细胞时，显微镜要放在 37℃的恒温室里面，人在 37℃的恒温室中一般要工作超过 2 小时，经常汗流浃背。”陈统球说道。由于经常停电，恒温室温度不稳定，细胞长不好，有时候成批成批地废弃，大家都心疼不已。

培养脊髓灰质炎疫苗需要用到猴肾组织，因此所需的猴也是一个难题。1959 年 3 月，顾方舟组织了一支捕猴队。为完成捕猴任务，队员们进入深山密林，在山中经常一待就是 1 个月，吃住都在山中，还有的队员甚至为捕猴献出了年轻的生命。

恒河猴是 B 病毒的天然宿主，因为脊髓灰质炎可引起被感染者致死性脑脊髓炎，且无预防或治疗办法。一旦发现阳性必须销毁全部猴群，停产疫苗。1965 年，病理解剖发现恒河猴三叉神经根部 B 病毒可疑病灶。为进一步试验，他们在远离生产和动物区的地方，将一间砖瓦结构小屋内部围以塑料布，不设对外通风口，搭建起简陋的生物防护实验室。检定室主任赵玫独自一人在里面操作。一天，赵玫正在生物防护实验室里工作，忽觉心慌、眼前发黑，她直觉可能是中暑，马上趴在地上，用地面降低前心后背的温度才缓过劲来。就是在这样的环境下，他们完成了试验，后经试验证实，猴体可疑病灶不是 B 病毒。

当时，在外部环境上，苏联不再与我国合作，西方国家也对我国进行封锁，限制产品出口到中国，而 difco 的乳蛋白是培养细胞的必需品。疫苗实验溶液组的石乃玉同志决心研究出国产的培养液，解决疫苗生产中的瓶颈问题。凭着一股韧劲，他以铁杵磨成针的毅力，反复做各种实验，终于在“七一”前做成了，所里将其命名为“七一培养基”作为纪念。

恶劣的环境没有击退他们。在大家的齐心协力下，脊髓灰质炎疫苗在云南实现了批量生产。在一年的时间内完成了生产 3500 万份脊髓灰质炎疫苗的任务，且全部检定合格。这为我国后来控制脊髓灰质炎奠定了基础。

“糖丸”疫苗的由来

当脊髓灰质炎疫苗推向大众的那一刻，家家户户争抢着带孩子来服用疫苗，甚至有的孩子还在感冒也被父母带到防疫站，父母无论如何都想给孩子提早服用疫苗。刚开始疫苗服用采用滴在饼干或馒头上的方法，但这一方法稍有不慎就会造成浪费，且疫苗味道有点苦，会遭到部分孩子的抵触。而且液体减毒活疫苗在使用前需要稀释、保存、低温运输等必要条件，大规模使用非常不方便。保存不当即会失效，也时有浪费现象发生。这个问题该如何解决?

在苏联举办的一次学术会议上，当地专家介绍了他们生产的糖果疫苗，这引起了顾方舟的兴趣，会后参会人员一起参观了生产这种疫苗的糖果工厂。顾方舟从此处受到启发，回国后，向沈其震汇报固体糖丸的事情，沈其震立即找到了可担此重任的上海信谊化学制药厂。

在沈其震的安排下，顾方舟、董德祥、闻仲权等同志，先后与上海信谊化学制药厂的技术人员一道群策群力、反复试验。历经 3 年，1962 年终于成功制出可在室温条件下延长保质期的疫苗，因外形接近球体，口感具有甜味，故被称为“糖丸”。

第二年“糖丸”疫苗全国推广。为活疫苗大规模使用及向边远地区推广创造了条件。1962 年底，在北京、上海、云南三地的 315 万人中试用，1963 年向全国各大城市推广。

陈统球介绍，当时的脊髓灰质炎疫苗有红黄绿三个颜色，红色为 Ⅰ 型，黄色为Ⅱ型，绿色为Ⅲ型，后来将Ⅱ型与Ⅲ型合在了一起，制成了Ⅱ型 + Ⅲ型双价混合型。

有数据显示，使用疫苗前脊髓灰质炎发病率很高的北京、上海等城市，免疫效果更为显著，1977 年的发病率分别从 1959 年的 23.3/10 万、29.9/10 万降到 0.14/10 万、0.037/10 万。

此后几年，病例数逐年快速下降，自 1994 年 9 月在湖北省襄阳县发生最后 1 例患者后，至今没有发现由本土野病毒引起的脊髓灰质炎病例。

2000 年 7 月，经国家消灭脊髓灰质炎证实委员会证实，并由中国政府致函世界卫生组织西太平洋区主任，确认中国已经成功阻断了本土脊髓灰质炎野病毒的传播，实现了无脊髓灰质炎的目标。

2000 年 7 月 21 日，“中国消灭脊髓灰质炎证实报告签字仪式”在卫生部举行，当时已经 74 岁的顾方舟作为代表，庄严地签下了自己的名字，中国正式成为消灭脊髓灰质炎的国家。

总理的表扬

值得一提的是，即使在“文化大革命”时期，脊髓灰质炎疫苗的生产都没有中断，为我国广大儿童的健康提供了一道重要的保障。

1960 年春天，周恩来总理去云南视察时来到中国医学科学院医学生物学研究所，迎面便看到了刚从检定室走出来的陈统球，他亲切地问：“你是哪里的?”

“我叫陈统球，在检定室工作。”陈统球回答。

“好，我们到检定室看看。”周总理又亲切地说。

在室内参观时，顾方舟陪伴在一旁，他当时激动地说：“周总理，我们的疫苗如果生产出来，给全国 7 岁以下的孩子服用，就可以消灭掉脊髓灰质炎!”

周总理开心地笑了，打趣道：“这么一来，你们不就失业了吗?”顾方舟说：“不会呀！这个病消灭了，我们还要研究别的病呀!”

周总理赞许他：“好！要有这个志气!”

为了总理的嘱托，为了孩子们的未来。中国医学科学院医学生物学研究所的同志们，在顾方舟的带领下，可谓披荆斩棘，历尽千辛，将“糖丸”送到了每个孩子口中，也将脊髓灰质炎这个恶魔阻挡在了孩子的身体之外。

本文根据中国医学科学院医学生物学研究所陈统球教授口述整理

整理　黄玲玲

| 参考文献 |

[1] 徐源. 顾方舟传：使命的召唤 [M]. 南京：江苏人民出版社，2016.5.

[2] 汤国星，刘静. 一生一事一方舟：顾方舟传 [M]. 北京：中国科学技术出版社，2023.3.

[3] 顾方舟，范瑞婷. 一生一事：顾方舟口述史 [M]. 北京：商务印书馆，2018.

[4] 董德祥. 中国消灭脊髓灰质炎——历史回顾及体会 [J]. 国外医学·流行病学传染病学分册. 2004，31（5）：261-264.

从“首钢”到“MONICA”
在全球方案里书写中国篇章

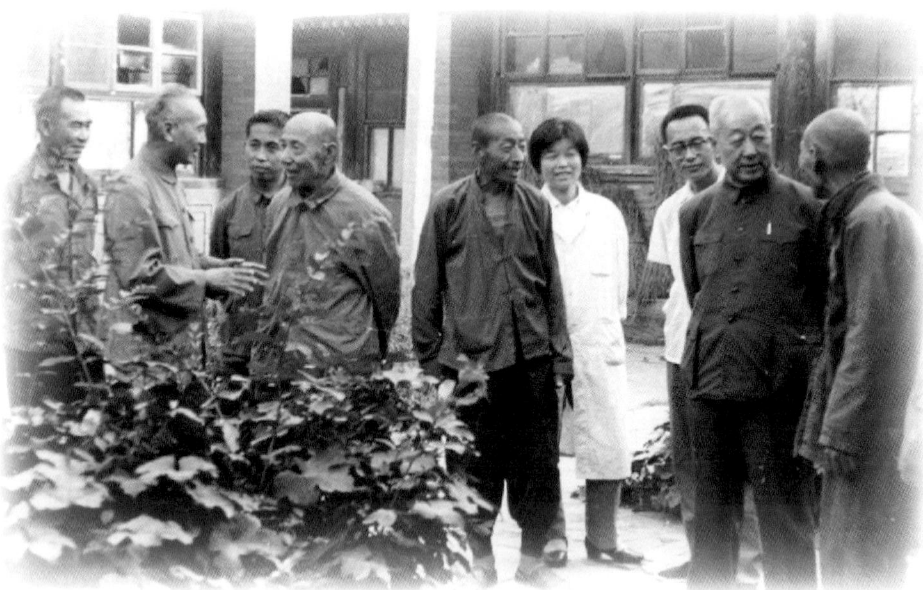

1978 年，吴英恺教授、蔡如升教授送医送药到农家

1959 年，我国医学界提出了“让高血压低头，让肿瘤让路”的豪迈口号。自此，全国的高血压防治工作如火如荼地开展，其中，有一支队伍打造了享誉世界的高血压防控创新模式，并在此后几十年的持续努力中奠定了我国心血管事业发展的基调。

回望这段历史，他们的名字闪耀着熠熠光辉：吴英恺、刘力生、吴兆苏……他们拥有共同的身份——协和人，他们秉持着共同的理想——做一名好医生，为保障人民健康，解除人民病痛而不懈努力。

从打造享誉全球的“首钢模式”到首次按照国际规范进行死亡登记，从开展涉及 29 个省份、400 余万人的全国高血压大普查到世界卫生组织心血管病人群监测（MONICA）全球方案中书写中国篇章……几代人用行动诠释着从医理想，守护着公众的心血管健康。

吴英恺的人生箴言是：“做人要光明磊落，治学要严肃认真，创业要艰苦奋斗，办事要一秉大公。”这位现代心血管病学先驱的精神至今仍引领着后来者不断向前。

“首钢模式”——“从生到死”的健康管理模式

20 世纪 30 年代，医学界认为血压升高是一种有益的保护性反应，因此无须治疗。当时不但降压药没有问世，公众也没有降压的理念，甚至认为降低血压可能影响肾功能。直到 20 世纪 40 年代末，欧美等发达国家研究证实了高血压的危害性，以及控制高血压可有效降低心、脑、肾及周围血管损害。为此，世界卫生组织（以下简称“世卫组织”）号召全球有条件的国家和地区组织开展高血压和心脑血管病的人群防治。

我国的高血压防控工作始于 1958 年。为深入了解高血压的患病情况，时任中国医学科学院阜外医院（以下简称“阜外医院”）院长的吴英恺决定开展一次北京市的高血压大普查。于是，彼时还是阜外医院心内科住院医师的刘力生带领大家利用周末时间，给职工和学生量血压，并一个一个地记录下来。

此前她还盼着能够学习自己心心念念的心脏超声和心动图，是吴英恺的一句话说服了她：“心脏超声、心动图，这些都是技术性问题，想学当然可以。但更重要的是去解决尚未解决的问题。”而高血压就是当时尚未解决的问题。三个月的时间，阜外医院高血压组调查了 16 万北京市民的血压情况。时任中国医学科学院党委书记张之强对高血压组的工作非常支持，认为“高血压防治大有文章可做”。

同年，阜外医院成立了高血压专科病房，集中诊治危重高血压患者，并在首钢防治基地与高血压病房建立转诊通道。1959 年，高血压研究被列为中国医学科学院的重点项目，由当时的阜外医院、中国医学科学院实验医学研究所和中国医学科学院药物研究所共同协作，并分别承担高血压的流行病学调查与临床防治研究、发病机制研究和降压药物研究工作。

1969 年冬，刘力生作为小队长走出医院大门，带领来自阜外医院、实验医学研究所、药物研究所的 12 个人组成的协作组进驻北京石景山钢铁公司（首钢），建立心血管患者群防治工作，与工农同吃、同住、同劳动。

既然要同吃、同住、同劳动，协作组也不含糊，主动要求上高炉，但出铁时喷溅出来的铁水温度相当高，很容易造成烫伤，工人们担心协作组的安全，不让他们到炼钢一线。协作组只能另寻他法，发挥价值。

最开始协作组想研究高血压是如何发生的，如在白云石车间，噪声特别大，这是不是高血压的诱因？如炼钢厂，温度特别高，会不会也能引发高血压？但经过普遍的血压测量，发现这两个车间的高血压发生率并不突出。最后他们决定重拾本行，在首钢下属的炼铁厂、炼钢厂、焦化厂、机械厂、发电厂等十多个厂开展高血压情况调查，帮工人们测量血压。

早在 20 世纪 50 年代，首任首钢医院院长王远明就提出了“首钢职工与家属从生到死都要管”的理念，并在随后开启了“车间医师负责制”，即厂矿保健站全面负责职工的健康。这一完备的“小社会”式的体系，为日后高血压及心血管病防治工作的开展打下了坚实的基础。

得益于首钢完备的保健系统，协作组就地取材，在保健站同时设立了心血管病防治站，并安排专人驻扎。历时 1 年，共筛查了 10 450 名工人，涉及了首钢超过 1/4 的人群。结果令人吃惊，首钢工人的高血压患病率高达 11.7%，比全国整整高出一倍！但当时很多工人还不知道高血压是什么，厂区里的广播还天天宣传“高血压劳模低压 140mmHg 仍不休息”的事迹。

这么多高血压患者，必须“管”起来。怎么管？吴英恺提出：“普查就要普治！既然查出了高血压就要治，治疗也决不能敷衍，一定要送药到口。”

但是一个车间七八百名工人，哪能保证人人都量血压和服药？虽然艰难，但协作组并不畏惧，工人在高炉上干活，协作组和保健站医务人员就在高炉底下等着量血压、送药。在钢花飞溅、铁水奔流的车间里，大家猫着腰穿过黢黑的通道，背着仪器走进车间，一不小心，塑料凉鞋的鞋底就会和滚烫的地板砖粘在一起。但他们坚持要亲眼看到患者把药服下。

为了做好工人的血压管理，1972 年，协作组还与首钢医院合作建立了以高血压为重点的心血管病防治基地，开展三级防治，由地段和厂矿保健站、心血管防治组、心脑病房组成“三级防治网络”，按轻、中、重三级对高血压患者分情况用药和治疗，并且定期复查。

在构建“三级防治网络”的基础上，协作组展开了行之有效的干预措施。首先，以卫生宣教与健康促进为基础，除就诊时面对面宣传和咨询外，定期给工人们发放宣传品，同时利用厂内闭路电视、厂报和黑板报等进行科普宣传。其次，把改变职工的不良生活习惯、建立健康的生活方式作为干预的重点，在职工食堂培训采购、炊事人员采用健康合理的食品，尤其是减油减盐，并指导减重、戒烟、限酒等。再次，重视对高血压患者的检出、随访和管理，除了加强对高血压的控制外，对血压处于正常高限水平的人群则要强调采取非药物治疗措施。最后，注意培训基层医务人员，帮助他们更新知识、总结干预经验，使防治工作持续并不断提高。

三级防治的开展卓有成效，统计数据显示，1969—1981 年，2347 例患者的长期降压疗效达 50.0% ~ 78.2%，这一成果令人振奋。10 年随访结果显示，高血压患者管理率达 60.8%，71% 的患者血压控制在临界值以下。

1982 年，刘力生在世卫组织举办的“轻型高血压会议”上汇报了首钢医院 5 年和 10 年的随访结果。世卫组织组织专家实地考察后，认为首钢“从生到死”的健康管理模式为流行病研究和高血压管理提供了范例，称赞其为“首钢模式”。

短短十几年，首钢系列研究因其严谨性、前瞻性和科学性先后被纳入国家“七五”“八五”科技攻关项目和中美合作项目等工作中，获得了多项国家级、市部级科研成果。

“首钢模式”提供了我国高血压防治要从广泛基层入手的经验，也意味着我国的高血压防治体系初见成效，为我国心血管病防治走向世界打下了坚实的基础。

首次登记——知晓我国急性心脑血管病发病率

吴英恺曾提出对心血管病综合管理的思考，他认为，过去习惯将高血压、卒中、冠心病作为各自独立的病症对待，分科诊治研究，但这三种疾病具有不可分割的内在联系。从预防工作和人群防治来看必须综合管理。因此，临床有关专科要紧密协作，基础研究工作既要结合临床，也要结合流行病学和病因学开展，而医疗预防工作则必须兼顾院内院外，一直到最基层。这是心血管病防治研究的现代化方向。

20 世纪 70 年代，从世卫组织开会归来的吴英恺和刘力生，认为了解当时我国卒中、急性心肌梗死和冠心病猝死发病率情况很有必要。

众所周知，发病率相比患病率统计难度更大，因为其不能一蹴而就，需要长期观察。但得益于首钢高血压防治的成功经验，协作组和首钢的医务人员有信心干好这件大事。按照世卫组织的标准，研究团队开展了以卒中、心肌梗死、冠心病为重点的疾病发病及死亡情况的监测登记。

为了保证研究的科学性，协作组在开展工作前举办了调查登记学习班，向参与研究的工作人员明确了此次调查登记的目的和意义，并详细介绍了急性脑血管病、急性心肌梗死的诊断治疗和登记方法。此后，联合多方力量共同行动，通过地段门诊部、居委会、厂区保健站、首钢医院内科病房、急诊室、病案室、统计室等了解新发的病例并登记。在了解基本情况后，还展开了长期随访，对生存病例按期家访，登记恢复情况，对未住院死亡病例也进行家访核实，同时对 1974 年发生的病例进行回顾调查登记。

1976 年，《中华心血管病杂志》刊登了《北京石景山钢铁公司 66 841 人口中 1975 年急性脑血管病（脑卒中）的登记调查报告（摘要）》和《北京石景山钢铁公司 66 841 人口中 1975 年急性心血管病（急性心肌梗死）的登记调查报告（摘要）》。这是新中国成立以来首次按照国际规范开展死亡登记，填补了我国在此方面的空白，意义非凡。

在摸清我国急性脑血管病发病率的基础上，研究人员开展了长期的干预和随访观察，系列研究成果发现，相较 1974—1981 年，1982—1991 年，首钢居民社区的卒中年标化发病率和死亡率分别下降了 34.6% 和 60.0%，急性心肌梗死年标化发病率和死亡率分别下降 23.6% 和 53.5%。1990—1999 年，卒中发病率下降了 37%，死亡率下降了 67%。心肌梗死发病率增加了 24.4%，但死亡率下降了 30%。系列研究用数据说明了长期有效坚持人群高血压防控的临床意义。

全国普查——20 世纪 90 年代我国高血压患者达千万

1958 年，阜外医院开展北京市高血压普查的同时，全国也陆续对高血压患病情况进行了摸底，但彼时高血压诊断标准尚不统一。

1959 年，陕西省西安市召开的第一次全国心血管病学术会议上，采纳了中国医学科学院黄宛、高润泉教授建议，初步确定了高血压、冠心病的普查诊断标准和治疗效果评定标准，各地区也汇报了高血压的患病率。同年，由中国医学科学院牵头协调在我国 11 个省市开展了人群调查，发现高血压成人患病率为 5.1%，这是我国首次报道人群的高血压患病情况。

1964 年，在甘肃省兰州市召开的以高血压为重点的心血管内科学术会议上，与会专家学者进一步交流了高血压、冠心病等常见心血管病的流行情况，并修订了高血压诊断标准。

20 世纪 70 年代末，在吴英恺的倡导和组织下，阜外医院成立了我国第一个心血管病流行病学研究室，并在中国医学科学院基础医学研究所流行病学教研室和统计室的协作下，牵头组织了第二次全国高血压抽样调查，在 29 个省（自治区、直辖市）调查 15 岁以上城乡人口共计 4 012 128 人，结果发现，按 160/95mmHg 诊断标准，平均高血压标化患病率为 4.67%，如果以 140/90mmHg 以上为血压升高诊断标准，血压升高的总患病率为 7.73%。全国估算有高血压患者 3000 万，血压升高者达 5000 万。

不仅如此，此次调研还进一步显示了我国高血压流行的特点：不同地区人群间患病率差别很大，高血压标化患病率在 2.70% ~ 19.13%，总体规律是北方高于南方，城市高于农村。不同民族之间也有很大差异，如拉萨藏族、延边朝鲜族患病率最高，凉山彝族则最低。

1979 年相比 1959 年，我国多地高血压患病率持续上升，其中，北京市、天津市、辽宁省等地高血压患病率上升达 100%。与此同时，各地心血管病总死亡率、急性心肌梗死发病率及死亡率、卒中发病率及死亡率也明显上升。

1991 年，阜外医院再次组织全国高血压抽样调查，结果发现，15 岁以上人口的高血压患病率上升约 25%，达 11.26%。估计 20 世纪 90 年代初全国约有高血压患者 9000 万。此外，临界以上高血压患者中高血压知晓率仅 26.3%，其中治疗率仅 12.1%，控制率更低，仅 2.8%，充分揭示了高血压防治面临的巨大挑战。

吴英恺也再次提出，不能把高血压单纯作为一个专科科研任务，而是必须将防治工作落实到人群中去，纳入各级（包括最基层）医疗卫生部门的工作日程中，做到高血压的普查普治。

MONICA 方案——书写心血管防治的中国篇章

在北京市石景山区建立的与国际接轨的心血管流行病学研究和人群防治示范基地的基础上，年逾古稀的吴英恺仍未停下脚步，而是为我国的心血管病防治工作开辟了一条更为宽广的道路——参与世卫组织的 MONICA 方案，为中国乃至全球心血管病防控贡献力量。

20 世纪 80 年代，世卫组织决定在全球开展大规模的心血管病趋势和决定因素监测，简称 MONICA 方案，“MONICA”取的是监测（monitoring）与心血管（cardiovascular）的英文字头。世卫组织要求参与此项目的国家用同一标准、同一方法，从不同文化背景的人群获得研究数据，可以预见，这些数据汇集起来将是全球防治心血管病的重要资料库和工具书。

不过，当年参加 MONICA 方案的都是发达国家，但吴英恺认为全球方案中不能没有中国。为了在这次全球行动中争得一席之地，73 岁的吴英恺代表中国亲赴世卫组织请缨。当时，吴英恺只带着吴兆苏和姚崇华两位研究生及几名技术员，可以说人员不足，设备简陋。当时卫生部工作人员问他有没有把握，吴英恺说：“根据我们的经验和中国医务人员的责任心，我们有把握。”

彼时，吴兆苏刚考入中国协和医科大学研究生院，成为吴英恺的学生不久，但已经参与完成了“石景山人民公社心血管病（高血压、冠心病和卒中）防治调查”等重要工作，吴英恺安排吴兆苏翻译 MONICA 方案，要求是一定要通俗易懂，让基层的工作人员都能看得懂。方案翻译后有两三万字，吴兆苏逐字逐句地审定，前后修改了 5 次才终于满意。

为了保证方案的顺利实施，参照在北京市石景山区建立高血压“三级防治网络”的经验，吴英恺在北京市的 73 万人群中建立了“三级立体监测网”，走门入户，监测到人，确保收集数据的准确性和科学性。

在北京取得阶段性成果之后，吴英恺又带领大家及时地将北京经验推向全国，组织了全国 16 个省（自治区、直辖市）、550 万人群的监测。1986 年，在举办全国 16 个省（自治区、直辖市）心血管病监测协作血脂测定培训班的前两天，吴英恺右脚掌不慎骨折。院长办公室通知说，吴老可能来不了了。但会议当天，右小腿至踝部打着石膏的吴英恺竟然拄着拐杖一步一挪地走进会场。那一刻所有人都被他忘我的精神和对心血管防治事业坚定的追求所感动，全体起立，热烈的掌声经久不息。

最初有 28 个国家 46 个中心参与了 MONICA 方案。每隔一段时间，世卫组织就会对参与国家进行颇为严格的考核，不到 3 年时间，有 7 个发达国家被淘汰出局了，但中国的 MONICA 方案因为工作细致准确，每次评分都是 A 和 A+，成为参加这个全球方案并取得优异成绩的唯一发展中国家，也是唯一的亚洲国家。

历经十年不间断的资料搜集、整理和分析，MONICA 方案获取了我国人群心血管发病率、死亡率、危险因素等大量第一手资料，这些信息对正处于经济快速发展、疾病谱发生明显变化的中国，格外重要。更为重要的是，这项行动促使我国心血管流行病学研究工作走上了国际舞台，培养了大批心血管病流行病学人才。

2003 年 9 月，世卫组织在日内瓦总部向全世界宣布了 MONICA 方案的全部成果。在那本附有两张光盘的资料汇总册里，还特别刊登了一幅吴英恺的照片，称他为年龄最大、资格最老的MONICA研究员，以此表达对他的崇敬。

在这本名为“MONICA”的全球心血管病防治巨著里，中国医生用行动和实力书写了中国篇章，也进一步拓宽了中国心血管病防治事业的国际化道路。

吴英恺曾对学生说，每个人要胸怀十多亿人民的健康，为保障人民健康和解除人民疾苦而努力学习，这样就会方向明确，动力坚强。只为个人名利学习，则渺小得很。

刘力生回顾多年来在我国乃至世界高血压防治事业中做出的努力，有太多的艰难时刻，回响在她心中的声音是：有条件要上，没有条件创造条件也要上！

协和精神究竟是什么呢？答案写在每一个协和人的行动里，是忠诚报国的赤子之心，是迎难而上的坚定信念，是护佑健康的医者初心，是传承百年的爱与奉献。

本文根据中国医学科学院北京协和医学院刘力生教授口述整理

整理　贾薇薇

参考文献

[1] WU YK，LU CQ，GAO RQ，et al.Nation-wide hypertension screening in China during 1979-1980.Chin Med [J]，1982，95：101-108.

[2] 刘力生，陈孟勤，曾贵云，等. 高血压研究四十年 [J]. 中国医学科学院学报，2002，24（4）：401-408.

[3] 吴兆苏. 中国人群心血管病流行现状——来自 WHO-MONICA 的最新研究结果 [J]. 中国心血管病杂志，2004，32（2）：1-2.

[4] 谢晋湘，刘力生. 首钢 1925 名高血压病人防治效果分析 [J]. 中国医学科学院学报，1980，2（2）：130-133.

[5] 吴兆苏. 我国高血压防治回顾与现状 [J]. 中国医药，2019，14（82）：1121-1124.

[6] 北京石景山钢铁公司医院，中国医学科学院阜外医院石钢小分队. 石景山钢铁公司 66 841 人 1975 年急性脑血管病的登记调查报告 [J]. 新医学，1977，3（1）：14-15.

[7] 王文. 中国高血压事业发展 60 年 [J]. 中华心血管病杂志，2015，43（2）：101-103.

[8] 吴英恺，俞九生，于慕贞，等. 北京石景山区心血管病人群防治五年工作报告 [J]. 中国医学科学院学报，1982，4（2）：105-108.

[9] 吴英恺. 我国高血压、脑卒中、冠心病流行病学及人群防治 [J]. 心肺血管病杂志. 1983，3：59-64.

[10] 杨进刚. 不忘初心：讲述 · 见证阜外医院 60 年历程 [M]. 北京：科学出版社，2016.

[11] 刘力生. 中国高血压防治追梦半世纪——那些年 那些人 那些事 [M]. 北京：北京大学医学出版社，2014.

甲肝疫苗诞生记

20世纪70年代后期，中国科学院院士、浙江省医学科学院院长毛江森在杭州郊区的一个村里做流行病调研。他发现村里近半数人都患了甲肝，患者多出现发热、乏力、胃口不好、腹痛、呕吐，脸色发黄等症状，有的人连眼球都是黄的。

有一家5口人都得了甲肝。“第一次踏进他家，5个人挤在床上，目光呆滞，全身都是鸡蛋黄的那种颜色，吃喝拉撒无法自理，3个月时间里，一家人全靠大队轮流派人送饭，才熬下来。”

“一些病重的幼儿躺在母亲怀里一动不动。”凄惨的场景常常让人闻之落泪。据分析，导致甲肝的原因是一种在当时比较便宜的海鲜——含有甲肝病毒的毛蚶。

“浙江沿海的滩涂上毛蚶到处都是，开水泡一下，蘸上调料就生吃，是种很不好的习惯。”毛江森曾这样说道。甲肝通过消化道感染，传播途径为粪-口传播。当时近海污染严重，毛蚶体内富集甲肝病毒，这种食用方式，无法彻底杀灭病毒，使其能轻而易举地经口侵入消化道及肝脏，导致疾病。

甲肝病毒于1973年才被弗瑞斯特（Feinstone）从患者的粪便中分离出来。因发现较晚人们对这个病毒的认识还比较模糊，直到现代的基因技术出现后，科学家才弄清它的本来面目。甲肝病毒只有一个血清型，分Ⅰ、Ⅱ、Ⅲ、Ⅶ四个基因型，Ⅰ型基因型约占80%。甲肝病毒主要在人的肝细胞中增殖，从而引起肝细胞损伤，故称由之引起的疾病为甲型肝炎。

1979 年 1 月 13 日，毛江森在电镜下第一次看到了被分离出的甲肝病毒图像。

上海暴发甲肝大流行

1987 年底，被甲肝病毒污染的毛蚶出现在了上海市的各个摊位上，由此导致上海的甲肝病例骤增。1988 年春天，上海暴发甲肝大流行，短短 3 个月时间，近 30 万人感染。疫情发生后，全国层层发布疫情警报。得知甲肝流行或与毛蚶有关，上海市政府迅速出台了紧急规定，禁止运输、销售毛蚶，已进入菜场的统统作为污染物填埋。

远在美国培训的中国医学科学院医学生物学研究所曹逸云教授从报纸上看到了甲肝肆虐上海的新闻，当即决定提前结束学习回国，投入控制甲肝的相关工作中。

研制甲肝疫苗迫在眉睫

只有疫苗才能真正解决这个“黄色瘟神”。时任卫生部部长找到了毛江森与上海市疾病预防控制中心胡梦冬，希望国内能尽快研制出甲肝疫苗。随后，中国医学科学院医学生物学研究所与浙江省医学科学院开始合作共同研制甲肝疫苗。

1988 年，中国医学科学院医学生物学研究所成立了甲肝疫苗研究室，董德祥任总负责人，曹逸云任研究室主任，陈统球为副主任。下设研究组、细胞组、种毒组等 7 个小组，人员将近 70 人，相比脊髓灰质炎疫苗研究时各种资源的短缺，此时甲肝疫苗的研制条件已经“富有”了很多，在人才上更是不断扩充，基本每年都会招收一批优秀的毕业生。

医学生物学研究所还划拨了两层楼给甲肝研究室，那时候实验室在二楼与三楼，且没有升降机，很多超重的大型仪器设备都需要人力抬上去，当时已经 57 岁的曹逸云还与年轻同事们一起抬着机器上楼，她以身作则的精神非常令人钦佩。同时，她对待研究也非常严格。曹逸云回忆道，“为了保证实验取得好的效果，不被污染，我要求我们所有的女员工在工作时都不能化妆，要将指甲剪得干干净净。我会站在无菌室的外面检查她们的指甲。”在她的带领下，甲肝研究室被赞扬有一支高素质、有能力、能生产、会科研的团队。

“20 世纪 70 年代末，毛江森院长在杭州发生甲肝流行时，分离出几个甲肝病毒，所以毒种名为 H_2，H 就是指杭州。毒种由毛江森提供。培养疫苗的细胞——二倍体细胞株 KMB-17 株则是我们研制出来的。”陈统球介绍道。该株作为一种病毒疫苗细胞基质适宜于试制多种病毒生物制品，作为一种细胞培养类型适宜于病毒诊断学和医学生物学有关研究。

作为主要完成人之一，早在 1974 年，曹逸云便建立了我国可用于人用疫苗研发和生产的 KMB-17 人二倍体细胞株，该细胞株被相继成功运用于甲肝减毒活疫苗、甲肝灭活疫苗、脊髓灰质炎减毒活疫苗等疫苗的研发和规模化生产。

甲肝疫苗成功研制

“毒种减毒要用到动物模型，证实是否真正实现了减毒，我们用的是恒河猴。”陈统球介绍，甲肝病毒的培养方法也非常重要。在他看来，所有生物制品中，培养甲肝病毒用来生产疫苗的难度是最大的。因为甲肝病毒在培养室几乎很少出现病变，不像脊髓灰质炎病毒，种毒后 3 天就能发现病变，最多 5 天即可收获病毒。甲肝病毒至少需要 28 天，培养途中还要更换培养液。在种毒时要用超声仪将细胞打碎，最好破碎程度达 95%，太过也不行。为此，所里又购买了几台最先进的超声仪。

在几十人没日没夜的攻关下，好消息不断传来。1989 年，研究所研制的甲肝减毒活疫苗获得国家计划委员会、国家科学技术委员会及财政部联合颁发的“七五”国家重点科技攻关专题集体荣誉证书。并于当年开展了小样本人体观察研究，1990 年进行了 10 万人份中试人体临床试验。

医学生物学研究所科研人员在《甲型肝炎减毒活疫苗株形成规模生产并取得明显流行病学效果》一文中写道：继甲肝减毒活疫苗株中试产品万人体接种观察取得圆满结果后，进一步证实该疫苗具良好安全性和免疫原性。为此，医学生物学研究所于 1992 年 3 月成为国内首家获得卫生部颁发的甲肝减毒活疫苗“新药证书”和“试生产文号”单位，为科技成果转化为生产力拓宽了道路。该成果同时获得卫生部科技进步一等奖、国家发明二等奖，为控制我国甲肝发病率做出了贡献。

1992 年，是不平凡的一年，甲肝疫苗一出世，就俘获了无数期盼的眼光。“疫苗紧俏得很，大家对疫苗都很迫切。从几块钱炒到二十多块钱。”甚至不少亲朋好友找到陈统球，希望能买到疫苗，但他也无能为力。

临床证明甲肝疫苗安全有效

为了做好临床观察，医学生物所与湖南省株洲等 7 个城市的市防疫站协作，在同单位同年龄组的人群中分为二组，一组接种甲肝疫苗为接种组，另一组不接种甲肝疫苗为对照组。接种后每月收集一次肝炎病例，对所发现病例进行个案调查并采血作实验室诊断，结果接种组 20 567 人，接种一年后无一甲肝病例发生，保护率 100%。对照组 29 518 人中发生甲肝病例 65 人，发病率为 220/10 万。证明甲肝疫苗有明显的流行病学效果。

大规模的疫苗接种同样印证了这个结果。甲肝活疫苗推向社会后，浙江省沿海高发区的甲肝患者数量呈现大幅度下降，发病率降低了 80%。例如，1980 年以来，浙江省台州市椒江区的甲肝发病居高不下，1991—1994 年，该区防疫部门组织对 1 ~ 15 岁人群进行甲肝疫苗普种，12 214 名接种者无一例发病。

随着活疫苗的大量使用，曹逸云团队在原工作基础上进一步研究了活疫苗接种后接种者粪便排泄的疫苗病毒是否会引起水平传播，以及疫苗病毒是否存在毒力返祖现象。

在昆明市安宁县 2 个观察点筛选出谷丙转氨酶（ALT）正常、甲肝病毒（HAV）抗体（抗 -HAV）阴性的 4 ~ 7 岁儿童 199 人，按 1：1.4 的比例分为接种组（82 人）和接触组（117 人）进行 H_2 株甲肝减毒活疫苗病毒的水平传播观察。另外取接种者和接触者 HAV 检测阳性的粪便悬液上清分别静脉接种于 8 只普通狨猴体内，观察粪便 HAV 毒力水平。结果显示，接种组接种后 6 周抗体阳转率为 97.6%（80／82），接触组 9 周时抗体阳转率为 13.7%（16／117），两组儿童肝功能均未见异常。8 只狨猴均未检出血清酶升高和肝脏组织病理学改变。这意味着甲肝减毒活疫苗的安全性及免疫原性良好，疫苗病毒在人体内增殖活跃，且保持减毒性能稳定，能在人群中造成水平传播，但不会引发甲肝。这项研究发表在 2001 年 4 月的《中华医学杂志》上。

不断改进工艺与生产流程

为提高疫苗的产量与质量，科研团队重点探索改进疫苗生产工艺流程，成功地建立了适用于规模性生产的转瓶培养工艺，在不增加人力及原材料投入的情况下可将产量提高 3 倍以上，产品质量全面符合检定规程指标。1992 年，甲肝疫苗产量为 1991 年的 5 倍，产品供应全国各地上百万人接种使用，普遍反映疫苗安全性好、不良反应极少及预防甲肝效果明显。甲肝疫苗在取得显著社会效益同时，也创造了良好经济效益。

甲肝研究室的研究人员摸索建成悬浮吸附方法生产 H_2 株甲肝减毒活疫

苗，后来在此基础上，团队将《悬浮吸附增殖甲型肝炎病毒的方法》推广应用于疫苗生产，优点众多：①节省一次翻细胞所需的时间、人力及原材料耗费。②病毒增殖高峰提前维持较长时间，利于收毒时间的掌握，单批生产周期可缩短 9 天。③感染细胞易于维持。④简化生产流程便于组织管理、对规模化生产提高产量、质量十分有利。

作为中国最大的系列甲型肝炎疫苗生产基地，中国医学科学院医学生物学研究所自1992年甲肝疫苗上市以来，已为全国提供2亿多人份甲肝疫苗，为控制全国甲肝的流行和暴发提供了有效武器。

医学生物所后来研制出了冻干甲型肝炎减毒活疫苗，它是甲肝减毒活疫苗的升级换代产品。冻干剂型克服了液体剂型稳定性差、有效期短的缺点，采用研究所自行研发的 KMB-17 人二倍体细胞株生产，安全性和稳定性都得到了较大提升。

迄今，甲肝减毒活疫苗在我国已接种了 30 余年，并在 2008 年被列入儿童扩大计划免疫程序之中，为降低甲肝发病率发挥了重要作用。1990—2023 年，甲肝报告发病率从 52.6/10 万显著下降到了 0.82/10 万，全国呈低水平流行态势。

在前辈们披肝沥胆的奋斗下，甲肝减毒活疫苗守护了数以亿计人口的健康，也给了我们再也不畏惧“黄色瘟神”的底气。

本文根据中国医学科学院医学生物学研究所陈统球教授口述整理

整理　黄玲玲

参考文献

[1] 江永红. 中国疫苗百年纪实 [M]. 北京：人民出版社，2020.2.1.

[2] 张文华. 攻克甲肝——制服横行肆虐的“黄色瘟神”[N]. 今日早报，2009-10-7.
[3] 陈统球. 甲型肝炎减毒活疫苗 H_2 株形成规模生产并取得明显流行病学效果[J]. 中国医学科学院报，1993，6（15）：416.
[4] 杨净思，曹逸云，王晓辉，等. 悬浮吸附方法生产 H_2 株甲肝减毒活疫苗的产量质量及免疫效果 [J]. 中国公共卫生，2001，17（7）：584-585.

追寻

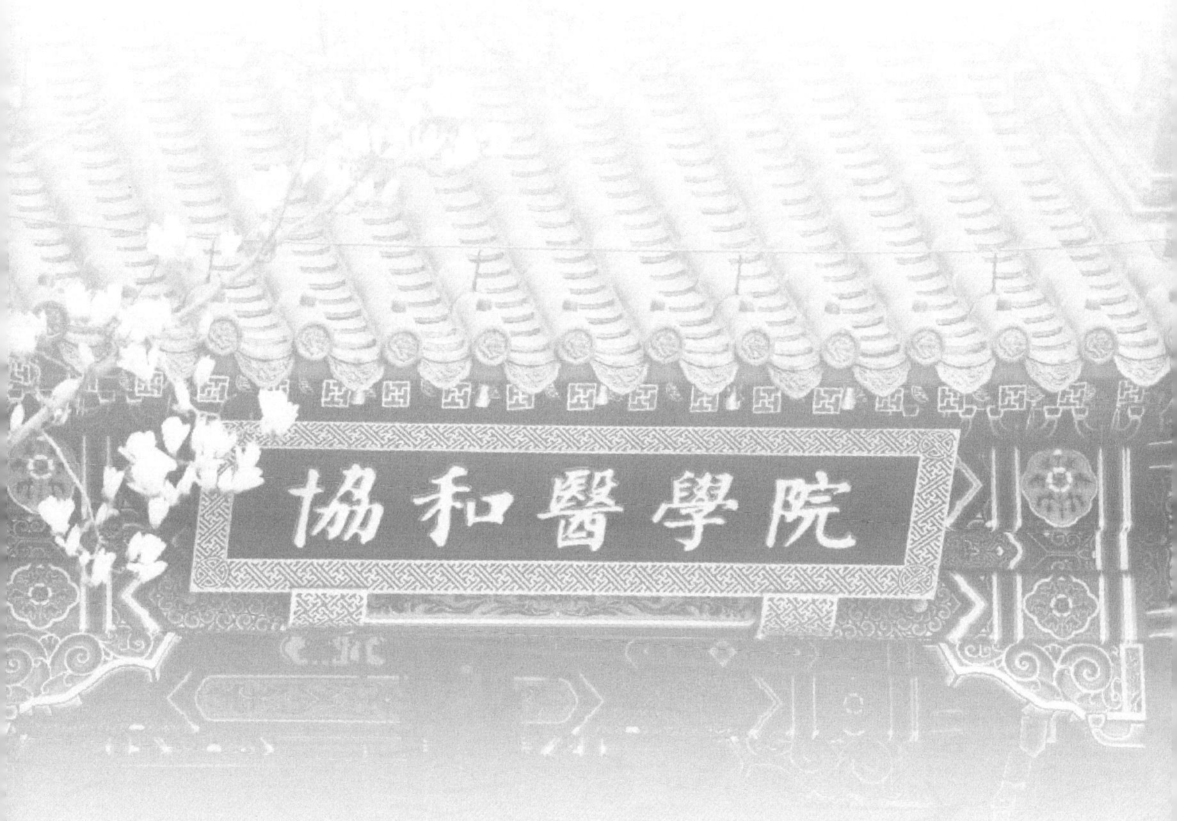

第四篇

公共卫生之我见

对公共卫生工作的体悟及建议

公共卫生是保护人群健康的重要学科，它不仅关乎个体健康，更关乎整个社会的福祉。过去的一个世纪里，中国的卫生健康事业取得了巨大成就，居民平均寿命从新中国成立初期的35岁提升至2023年的78.6岁，婴儿死亡率下降89.42%，孕产妇死亡率下降75%，这一跨越式发展，得益于社会经济的稳健发展和卫生服务体系的持续完善。

公共卫生工作不仅是科学研究，也是将科研成果转化为实际行动的过程。20世纪初，伍连德、颜福庆、兰安生、裘祖源、陈志潜等我国公共卫生事业的先驱正是秉持这一理念，深入探究中国人群面临的主要健康问题，在疾病预防控制、基层卫生体系建设等方面做出了杰出贡献。为构建基层医疗卫生服务体系，他们推动北平市卫生局第一卫生事务所及河北省定县农村三级卫生服务等创新实践，注重将卫生服务延伸至社区及乡村，并通过上级医院的技术指导和支持，确保人群能够便捷、高效地获取高质量卫生服务，在全球公共卫生史上占有举足轻重的地位。

将科学转化为行动

作为世界卫生组织（World Health Organization，WHO）慢病预防控制、慢性病政策研究和创新的牵头人，我深刻体会到“将科学转化为行动”的重要性，如何将现有的科研成果应用于实践、服务于公众，需要筛选基于科学证据的干预措施，还要考虑成本效益、可行性和支付能力并积极推动在现实世界的落地。疾病预防控制工作大致可分为三个阶段。第一阶段是开展病因学研究。在传染病防控领域，一个经典的案例是 1854 年 8 月 31 日，伦敦苏荷区宽街暴发霍乱，约翰·斯诺医生（John Snow）通过现场调查与分析绘制了伦敦霍乱死亡地图，并借助显微镜发现了水样中的“白色絮状颗粒”，推断正是这些颗粒污染了水体，导致了霍乱的暴发，并建议伦敦政府采取相应措施，最终有效控制了霍乱疫情。

相比于传染病，慢性病的病因更加复杂。如今，全球每年有约 4100 万人死于慢性病，不健康饮食、吸烟、饮酒、高血压、环境污染等是主要危险因素。由于明确了造成疾病发生与流行的因素，就为第二阶段，即为干预研究的开展提供坚实基础。

所谓慢性病预防干预研究并非为了直接治疗疾病，而是通过改变环境或人的行为，降低危险因素的暴露水平。不同于传染病，慢性病的防控无法通过控制传染源、切断传播途径等措施防止疾病的传播，而是需要采取干预措施改变人群的不良生活方式和行为习惯。很多时候，尽管实验证明干预措施有效，但其在现实中的实施却时常遭遇挑战。一方面，人群、文化、收入等因素的差异会影响干预措施的效果；另一方面，干预措施的研究往往是小规模的，而在现实世界中我们需面对庞大的人群。因此，在疾病预防控制的第三阶段，即实施阶段，就要运用实施科学的理念、理论、方法推动干预措施在现实世界的落实。

实施科学是近年来国际上广泛关注的一门新兴交叉学科，其在医疗卫生领域的主要任务是分析不同人群的健康需求和特点，将经过科学研究证明有效的干预措施在现实世界和人群中有效地实施。这类似于转化科学，但实施科学从科学研究角度更多地探讨了人的行为、社会行为、机构行为等影响干预措施落地的因素。实施科学的目的是研究如何使循证干预措施能够快速、便捷、低成本地被一线服务人员所掌握和采用，让目标人群更迅速地受益，使受益的人群更广。为实现该目标所开展的科学研究活动就是实施研究。要改变机构和人的行为，往往需要通过政策的调整或激励措施，鼓励人群采取健康的生活方式。而政策的制定和实施，都需要基于深入的实施研究。

在世卫组织工作期间，我与团队成员先后与30余个国家和地区开展合作，他们使用WHO NCD MSAP工具包，制定当地慢性病防控的多部门行动计划，并与各国合作，使用实施研究方法确定干预措施存在的障碍和挑战，以制定解决这些问题的有效策略。在世卫组织工作的20年间，我经历了许多难忘的瞬间，也见证了公共卫生领域的重大进展。同时公共卫生工作是一项长期而艰巨的任务，只有不断学习，才能应对日益复杂的健康挑战。2021年10月，我以特聘教授的身份加入中国医学科学院北京协和医学院群医学与公共卫生学院（以下简称“群公学院”），为我国公共卫生事业的发展建言献策。

凝聚合力应对影响人群健康的三大挑战

随着社会经济的快速发展，我国人群健康问题也在不断发生变化。在人类历史发展进程中，人群健康问题曾主要以传染病为主，而随着疫苗接种和抗生素的普及，传染病得到了有效控制，人群疾病模式也随之发生了重大改变。

目前，心脑血管疾病、癌症、慢性呼吸系统疾病、糖尿病等慢性病已成为人群健康的主要威胁。近年来，我国心脑血管疾病发病率和死亡率居高不下，肺癌、乳腺癌、宫颈癌发病率也在逐年上升。此外，糖尿病的发病率也在过去30年间迅速增长，慢性病死亡人数占居民总死亡的比例超过80%，且因其发病率高、病程长、有效控制率低、经济负担重等特点，已经成为威胁人群健康、影响经济社会发展的重大问题。

近年来，在主要从事以心脑血管疾病、糖尿病、肿瘤、慢性呼吸系统疾病为主的人群预防干预措施和实施性研究，以及预防控制策略、政策开发和评估研究时越加坚信，美国的医疗卫生服务模式不是我们学习的榜样。尽管美国在生物医学和医疗技术方面取得了显著成就，但在慢性病危险因素控制方面存在严重的问题，膳食结构不合理导致肥胖，以及酒精和药物滥用等问题使得慢性病发病率和医疗费用居高不下，尽管美国的医疗支出占其国内生产总值（GDP）的近 18%，但据英联邦基金会最新报告显示，其医疗服务和保健系统在 10 个全球富裕 / 发达国家中排名最差，且“预期寿命最短，可避免死亡最多”，呈现“技术好、花费多，健康状况相对差”的情况。

相比之下，芬兰、新西兰、澳大利亚等国的慢性病防控政策有很多可圈可点之处。例如，通过政策和经济措施相结合的方式推动健康行为，如在学校周边禁止不健康食品的销售、提高烟草价格、提供经济补助措施，鼓励蔬菜、水果的种植和销售等。通过推动健康的生活方式，可有效控制危险因素，从而对慢性病防控起到重要作用。例如，通过对危险因素的控制和公共卫生服务体系的完善，以及政策和法规保障综合干预措施的实施，并利用现有监测系统和调查评估干预措施的效果。

作为影响人群健康的第二大类问题，传染病的形式也随着城市化和全球化进程的推进发生了显著变化。在我国，虽然肠道和血液传染病得到了有效控制，但结核病、肝炎、艾滋病等传染病仍面临严峻的防控形势。此外，呼吸道传染病由于传播速度快且缺乏特效疫苗或药物，给卫生系统带来了巨大挑战。呼吸道传染病的防控策略不外乎切断传染源、切断传播途径、保护易感人群。但在中国，人们更倾向于生病后立即前往医院就诊。因此，从人群健康角度看，应不断提高公众对传染病的认知，而且针对不同的传染病应有不同的控制策略。

交通事故、溺水、摔倒、自杀和他杀等意外伤害作为影响人群健康的第三大类问题，对公共卫生事业提出了更为复杂和严峻的考验。面对三大挑战，需要社会各界共同努力，采取加强健康知识普及、完善防控体系、推广健康行为、加强国际合作与交流等措施加以应对。全面评估人群健康问题，并提出相应的策略和对策是群公学院的使命。由于公共卫生资源有限，在实践中，需总结符合成本效益的最佳策略和干预措施并进行推广，为提升人群健康水平做出积极贡献。

构建切实改善人群健康状况的公共卫生体系

任何策略和干预措施的推广，都必须基于充分的科学证据。这些证据需要通过科学研究的筛选和评估，才能确保其有效性和适用性。从循证公共卫生学的角度来看，我们需要关注流行病学、社会医学、医学人口学和卫生统计学的证据的来源、筛选与评估方法，以及审核与批准机制。同时，推荐的证据和措施还需要经过专家委员会的审核和批准，以确保其符合一定的标准和程序。中国是一个地域广阔、气候多样的国家，这给公共卫生理论和健康措施的推广带来了不小的挑战。我们不能“一刀切”地推广某种措施，而应该根据东西部、南北方、城乡间等的不同情况，制定适合的策略。应构建一个从国家到县“一线贯通”的公共卫生体系，确保信息直达基层，提高公共卫生工作的效率和效果。

公共卫生体系的建立有三大要点。首先，体系的设置、调整和管理都应始终围绕人群的健康需求进行。对于一些已不具备自然传播条件的疾病，应及时调整监测、预警、科研和应急响应等相关体系，将有限的公共卫生资源投入到更需要的地方。其次，对于公共卫生体系的评估应以人群健康指标的变化为依据，而非单纯看重体系的规模或机构数量。如果某一体系与人群健康无直接关联，那么其存在就失去了意义。因此，我们的目标应该是构建能够切实改善人群健康状况的公共卫生体系。最后，体系的合理化、资源的优化配置及技术支持的合理性也应围绕上述两点进行。只有这样，才能确保物尽其用，使公共卫生体系及各所属机构发挥出最大效果，要避免一遇到问题就盲目建立新体系的做法。世界在变，事物在变，人也在变，我们的公共卫生体系和相关机构也应随之灵活调整，以适应不断变化的需求和挑战。人才培养是公共卫生事业发展的基石。要培养具有国际视野、创新精神和实践能力的优秀人才，为公共卫生事业的发展，为健康中国注入新的活力和动力。加强公共卫生学院和人才队伍建设是构建强大公共卫生体系的重要组成部分，要将人才培养作为学院工作的重中之重，推动教学改革和创新，倡导“以学生为中心”的教学理念，注重培养学生的创新精神和实践能力。积极引进国内外优质教育资源，广泛开展交流合作，为学生提供更广阔的学习和发展空间。

公共卫生事业的倡导者与践行者始终坚持着共同的目标：为人类健康事业服务，这一目标如同一股强大的凝聚力，引领着公共卫生事业的不断发展和进步。

本文根据中国医学科学院北京协和医学院群医学及公共卫生学院
邵瑞太教授口述整理

整理　尹晗

参考文献

[1] 姚建红，王辰．医者初心 卓越为民——纪念中国农村公共卫生事业开创者陈志潜[N]．光明日报，2023-12-18（11）.

[2] 陈志潜．中国农村之医学：我的记述[M]．王辰，杨维中，译．北京：中国协和医科大学出版社，2023.

[3] 屈智勇，郭帅，张维军，等．实施科学对我国心理健康服务体系建设的启示[J]．北京师范大学学报（社会科学版），2017（2）：29-36.

[4] 刘睿懿，张娟，邵瑞太，等．日本脑卒中流行形势及其应对[J]．中华流行病学杂志，2021，42（4）：749-754.

[5] 张思玮．王辰院士：倡行群医学是所有医者责任[N]．医学科学报，2023-07-28（3）.

公共卫生先驱：前瞻视野下的在地创新实践与医防融合之路

公共卫生因人类疾苦而诞生，为人类的健康而立命。自医学诞生之日起至20世纪中叶，传染病一直是导致人类死亡的主要病因，公共卫生在人类与疾病做斗争的历史中发挥了举足轻重的作用，如国外历史上三次瘟疫大流行——公元6世纪40年代暴发的第一次大规模鼠疫“查士丁尼瘟疫”、14世纪暴发的欧洲历史上最具毁灭性的瘟疫黑死病、波及200多个国家的20世纪大流感，以及中国历史上东汉末年大疫、南朝宋齐间瘟疫、清末东北地区暴发的鼠疫、1932年全国性霍乱大流行等数次瘟疫。这些传染病不仅对世界各国的社会经济和人口增长产生深远的影响，也会引发“蝴蝶效应”，极大地修改文明的走向，是影响人类文明机制和历史进程的重要自然性力量。公共卫生的概念正是在公众及医学家长期与疾病做斗争的过程中形成的，其内涵和外延也随着社会环境及医学知识的进步而不断演化发展。

公共卫生的缘起与发展

古代预防医学时期，人类在应对传染病的过程中，医院、预防医学和公共卫生机构及相关制度相继建立起来，预防医学的思想和近代意义上的公共卫生体系初见雏形，这一时期的预防措施多以个人为对象，这种以个体为对象预防疾病的科学一般称之为卫生学（hygiene）。如早在公元前4世纪希波克拉底就曾提出“医师医疗的不仅是病，而是病人”，并在其著作《空气、水、地域》（*On Airs*，*Waters*，*and Places*）中指出了健康与生活环境的关系。我国最早的医学典籍《黄帝内经》中就曾有“人与天地相参也，与日月相应也”的论断，并提出了“治未病”的思想。

欧洲文艺复兴时期，意大利的医学家吉罗拉摩·法兰卡斯特罗（Girolamo Fracastoro，1478—1553）提出第一套系统的传染病科学理论，公共卫生理论基础得以发展。欧洲的科学革命和工业革命时期，各国卫生所陆续成立，环境卫生学、营养与食品卫生学及学校卫生学逐渐形成和发展，并成为一门独立的学科。19 世纪一系列科学理论的出现推动了预防医学的发展和完善。德国病理学家鲁道夫·魏尔肖（Rudolf Virchow，1821—1902）创建细胞病理学说，法国微生物学家路易斯·巴斯德（Louis Pasteur，1822—1895）创建病原微生物学，德国医生和细菌学家罗伯特·科赫（Robert Koch，1843—1910）发现了伤寒病、肺结核等传染病是由病原细菌传染造成的。细菌学的诞生使疾病的基础得以明晰，诊断准确率得以提高。

19 世纪后半叶至 20 世纪中期，第一次卫生革命标志着卫生学概念的重要扩展，将卫生学从个体预防层面扩大到了公共卫生层面，将个体预防扩大到了社会性群体预防。但与此同时，随着 19 世纪微生物学和细菌学的快速发展，使得医学界的研究越来越偏重疾病的防治，而非维持健康，临床医学与公共卫生裂痕初现。医学也陷入了无法将其双重使命——治疗疾病和预防疾病统一起来的危机中。细菌学实验逐渐成为人群流行病学的主流。公共卫生的研究陷入了“单因”（病菌）解释、简单还原论模式，“整体论”和人群观念等更宽广的认识疾病、健康的模式逐渐被忽略。医学教育将实验室及基础科学放在首位，而原有的对临床病人及人群社区所做的观察性研究越来越微不足道，这一重要的转变，持续影响了 20 世纪至今的医学与公共卫生教育和研究工作的走向。

兰安生防治一体的综合公共卫生模式和教育实践

1913年，洛克菲勒基金会专门研讨了发展公共卫生事业的重要性和紧迫性。其高层坚信世界必将诞生一种与医学既有联系又有区别的崭新专业——公共卫生学。为此，1916年洛克菲勒基金会决定在医学院之外建立独立的公共卫生学院，培养专业人才。1918年，约翰·霍普金斯大学建立了世界上第一所公共卫生学院——“卫生与公共健康学院”（School of Hygiene and Public Health），威廉·亨利·韦尔奇（William Henry Welch）担任第一任院长。然而，由于做出这一决策的几个主要顾问都不是临床医生，从而忽略了当时一些临床医生解决人类健康问题方面所具备的宽广视野。在这一体制下，公共卫生学院和医学院代表了两种不同的趋势，临床医学越来越注重实验研究和疾病机制研究，公共卫生的研究则主要侧重环境和社会对健康的影响。

兰安生是洛克菲勒基金会派到中国的首位公共卫生学家，也是我国第一位公共卫生学教授及北京协和医学院公共卫生教育的开创者。他推行的“以社区为中心”的公共卫生教育模式，以及集医学防治实践、研究、教学为一体的北平市卫生局第一卫生区事务所和定县两个示范区及教学基地，摆脱了韦尔奇在约翰·霍普金斯大学创建的、“以实验室为中心”的公共卫生模式，促进了临床医学与公共卫生的融合。这一思想和实践极具前瞻性和创新性，在当时是绝无仅有的，并影响了众多协和医学院的医学生。

1914—1915年，美国洛克菲勒基金会先后派2个考察团赴中国考察卫生情况，并将考察成果汇总成考察报告。考察团建议在中国大范围开展医学工作，并认为关于公共卫生，大规模地组织工作或在中国建立一个独立的研究机构，时机还不成熟。但到了1921年，中国面临随时可能发生斑疹伤寒疫情的境况，这种观点开始发生变化，培养公共卫生专业人才变得紧迫而现实。1921年，洛克菲勒基金会派兰安生担任北京协和医学院病理学系副教授，同时负责开设和讲授卫生和预防医学课程。

兰安生，1917 年毕业于美国密歇根大学医学院，1920 年于约翰·霍普金斯大学布隆伯格公共卫生学院毕业。他早年在美国北卡罗来纳州的实地工作时，就敏锐地觉察到了当时医防脱节的现象。1923 年，兰安生向洛克菲勒基金会的美国中华医学基金会（China Medical Board，CMB）提交了创办协和公共卫生系的申请，对这种防治脱节的医疗情况进行了批判，并认为“任何将治疗与预防人为地分离对二者的效率都是有害的”，因此，兰安生在最初设计协和公共卫生系时，就提出了中国的解决方案，开创性地将预防医学与治疗医学相结合，并将这种思想融入协和公共卫生教育工作中，同时试图在中国建立集医疗服务、疾病预防、生命数据收集等诸多功能为一体的卫生实验站。1924 年，兰安生在协和创建卫生与公共健康系（Department of Hygiene and Public Health），同时担任首任系主任，这标志着中国第一个公共卫生和预防医学系的创立。

在教学方面，兰安生的宗旨是“要把公共卫生教育的理论与实践工作结合起来”。他坚称协和医学院理应构建一个城市卫生示范区域，既为协和学子提供公共卫生实践的实地场所，也树立起一个生动的城市卫生服务典范。在向协和医学院的教授阐述时，他强调“治疗医学要诊断的是单个病人的疾病，公共卫生则要把社区作为自己的工作单元”。他在公共卫生课程之外推行课外实践，要求学生组织开展健康调查。据公共卫生学家俞焕文回忆，“协和医学院的公共卫生教学课程安排在医本科三年级，由兰安生教授讲课，讲课后到北平市卫生局第一卫生事务所及河北省定县中华平民教育促进会参观城乡卫生工作三天。在三年级夏季，要求每个学员回到家乡做一初步公共卫生调查，包括人口、环境卫生、疾病及死亡统计、学校卫生及妇婴卫生等。回校后交一简要报告，其目的是让学员走出学校大门，接触社会现实。到医本科第四年，每个学院有一个月到北平市卫生局第一卫生事务所或河北省定县平教会实习公共卫生”。兰安生开创的这种理论与实践相结合的教育方法，使学生不仅学习了医学知识，还了解了社区居民的卫生健康和疾病状况，有助于他们从群体角度而不是个体角度解决健康和疾病问题。据陈志潜回忆，20世纪30年代他在哈佛大学攻读公共卫生研究生时，其公共卫生教育以理论学习为主，尚未开展现场实践工作。可见，兰安生这种注重在现场实践中学习公共卫生的教育理念，是极具开创性的，远超同时期的美国。

兰安生认为公共卫生是社会经济发展的重要组成部分，结合当时中国贫困落后的经济状况，他主张将治疗作为载体来推动预防工作，将个体的医学与人群社区预防和服务联系起来。这种强调从群体的角度出发，研究和解决公共卫生问题的防治一体的综合公共卫生模式，体现在他主导建立的北平市卫生局第一卫生区事务所及河北定县示范区集医学防治实践、研究、教学于一体的模式中。其中，1925年建立的京师警察厅试办公共卫生事务所，1928年改名为北平市卫生局第一卫生事务所，辖区居民10万余人，通过进行地段保健、家庭访视、与事务所各科门诊的紧密合作，为居民提供了从生到死各个生命周期的健康保健服务。通过为公共卫生专业人员和护校学生提供社会工作实习基地，培养了一批公共卫生人才。北平市卫生局第一卫生区事务所是中国城市社区卫生工作的一个里程碑，对北京公共卫生制度变迁产生了重要影响。而河北省定县试验区在兰安生、晏阳初、陈志潜等人的努力下，建立起了适应农村环境、防治结合的村、区（乡）、县三级农村医疗保健体系，为解决中国农村基本卫生服务问题提供了重要范例，也为后来世界卫生组织倡导的初级卫生保健工作提供了重要的理论启示。此外，河北省定县示范区不仅把遥远的乡村和城市先进技术中心联系起来，而且论证了医学教育的一项重要原则——公共卫生与临床医学联系起来教学是完全可能的。

兰安生对中国公共卫生领域的影响广泛而深刻，他将自己多年来的公共卫生实践和思想凝聚成了一套系统的原则和行为准则，这套准则被称为“社区卫生保健”。它不仅代表了现代社区医学的萌芽，而且深刻地影响了我们对公共健康服务的理解与实践。兰安生所定义的社区卫生保健，是一个多维

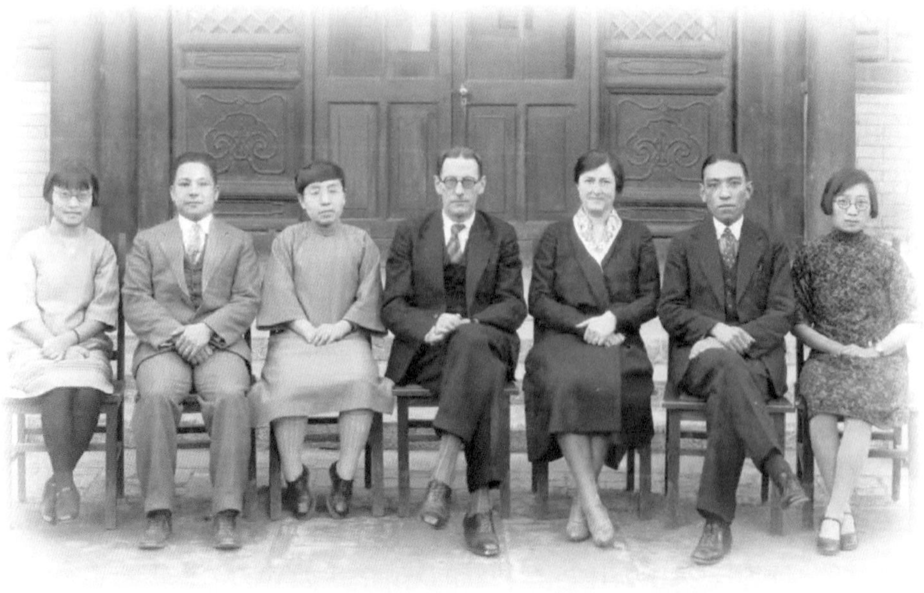

公共卫生系合影，兰安生（左四）

度、综合性的概念，其并不局限于疾病的预防与治疗，更强调通过现代流行病学的技术手段，精准地评估社区内人群的卫生需求，从而确定工作的优先次序，并对实施效果进行科学、客观的评价。这一过程中，对数据的收集、分析及对结果的解读都至关重要，它们为制定更加精准、有效的健康政策提供了科学的依据。1960 年，兰安生获美国阿尔伯特·拉斯克公共服务奖（Albert Lasker Public Service Award），以表彰他在公共卫生领域的卓越贡献。

李廷安“以人民为中心”的卫生行政工作实践

1926 年，李廷安从协和医学院毕业，是协和以公共卫生为事业的第一位毕业生，被业界评价为“公共卫生先驱者中的真正一人”。相较于同时期的公共卫生学家，李廷安与他们有诸多相似之处，如均重视公共卫生教育，并对传染病预防与控制方面形成了群防群控的良好局面。然而，其独特的价值重点表现在其先进的“以人民为中心”的卫生行政工作理念。他建立了上海的公共卫生行政体系，首次站在公共卫生的角度去分析国计民生的问题，为国家的公共卫生体系建设做出了不可磨灭的贡献。

1932 年，李廷安担任上海市卫生局局长，梳理了上海市所有卫生行政机构的设置，并对上海市卫生建设进行了详细的规划，“市中心有综览卫生行政的卫生局，并设一个市立总医院，办理各区所不能解决的治疗工作，又设一个卫生试验所，办理化验及检查病原体、药品、饮食物等事，以辅预防及治疗之进行，此外附设传染病医院、戒烟医院等机关。办理特种之业务；各区则分设卫生事务所，以便按照卫生局的规划指示，在各本区内实现各种卫生工作，所以卫生局是行政机关，各区卫生事务所是只做工作不管行政的机关。一则居于指挥监督的地位，一则居于产生事业结果的地位”。据统计，当时设立卫生事务所 4 个、普通病医院 3 所、传染病医院 1 所、戒烟医院 4 所、护士学校 1 所、市立公募 2 座，其中卫生事务所处于核心地位，在环境卫生、防疫、保健、社会卫生教育等公共卫生工作中发挥了中流砥柱的作用，当时四个卫生事务所的重要工作详见表 1。

表 1　上海市卫生局 1935 年各区主要卫生事务所重要工作统计表

工作机关		高桥卫生事务所	吴淞区卫生事务所	江湾区卫生事务所	沪南区卫生事务所	共计
环境卫生	扫除垃圾车数	9634	8645	9708	551 951	579 938
	卫生稽查次数	492	658	475	7020	8645
	检查牲畜头数	8175	350 182	6576	520 329	885 262
	布种牛痘人数	7797	5560	21 385	167 129	201 871

续表

工作机关		高桥卫生事务所	吴淞区卫生事务所	江湾区卫生事务所	沪南区卫生事务所	共计
预防接种	霍乱预防注射针数	9961	12 249	17 113	427 789	467 112
	诊疗新病人数	8043	5383	8587	82 198	54 211
诊疗疾病	病人临诊次数	24 127	27 298	20 041	112 139	192 605
	检查学生体格人数	3110	1086	649	5725	10 570
学校卫生	发现缺点例数	4366	1599	1155	11 265	18 385
	矫正缺点例数	642	4223	28	11	4904
妇婴卫生	产妇检查次数	2150	408	284	—	2842
	接生人数	451	138	227	—	816
	婴儿诊疗人数	60	976	—	—	236
卫生教育	卫生展览会次数	19	1	1	1	22
	分发宣传品份数	771	13 570	2965	20 370	37 667
	卫生演练次数	98	115	200	120	533

此外，李廷安提出的公共卫生行政工作的评价标准和指导方针，关注市民的疾病率和死亡率这两个直观且关键的指标，强调以市民的健康状况衡量卫生行政及卫生事业的成效。同时，他确定的卫生局行政方针，主张有系统

地应用最新的医药科学和技能，不仅关注疾病的预防与治疗，还积极提倡身体和精神上的健康。他强调，无论市民的国别、贫富如何，都应一视同仁地享受公共卫生服务，并认为："卫生行政之最高原则，即为运用治疗医学与预防医学。在消极方面，抵抗各种疾病之侵害。在积极方面，谋人民健康程度之增高。不分贫富，无论国籍。俾能享受人生之乐趣。发挥为社会服务之效率，故为重要之福利行政。"这种全面的健康观念，将卫生行政工作的目标提升到了一个新的高度，超越了传统的"以治病为中心"的局限，转向了更加广泛、深入的"以人民健康为中心"的理念。

裘祖源结核病流行病学的人群防治实践

1931 年，裘祖源从协和医学院毕业，获博士学位。1935 年，在协和医学院公共卫生系任助教，同年兼任北平市卫生局第一卫生事务所结核病门诊处主任，1937 年到美国明尼苏达州立医学院专攻结核病流行病学，1947 年任协和医学院公共卫生系主任，兼北平市卫生局第一卫生事务所所长，从事结核病防治事业长达 50 余年，是我国结核病流行病学的奠基人。

裘祖源先后在美国及欧洲进修和考察结核病防治工作，他借鉴国外经验，遵循公共卫生原则并结合我国国情，通过开展结核病流行病学调查，建立结核病研究基地，开展以消灭传染源为目的，肺结核不住院化疗效果的研究，创建我国第一个流行病学研究室。在结核病的防治工作实践中，他转变传统临床思维，首次在我国运用人群观点及流行病学观点开展结核病防治工作，重视对健康人群和肺结核患者的健康教育，提倡对重点行业及人群进行 X 线肺部健康检查，推行早期发现、早期治疗、患者登记管理、家庭访视、地段管理等在内的一整套防治管理办法，打破了传统的工作模式，促进了结核病防治工作从"单纯生物学模式"向社会医学模式的转变。

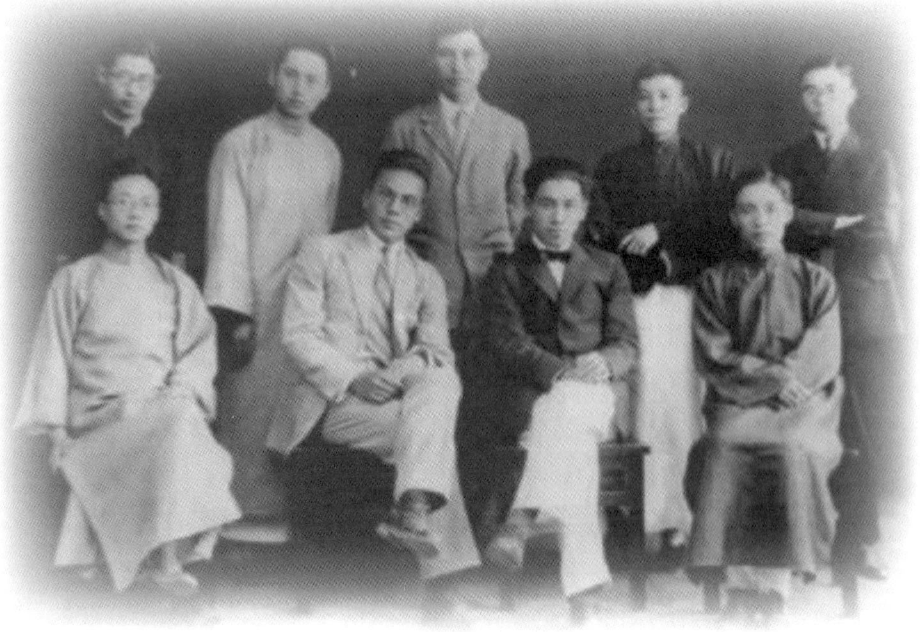

高中毕业师生合影（1922 年，后排左一为裘祖源）

裘祖源深刻地认识到流行病学研究对结核病防治的重要性，坚持“流行病学研究必须以人群为对象，以现场为基地”的原则，组织开展了一系列结核病流行病学调查研究。1954 年，裘祖源参与筹建中央直属结核病研究所（今北京胸科医院），并在该所组建了我国第一个结核病流行病学研究室。他以赵堂子地段（1 万居民）、朝阳门地段（5 万居民）、和平里地段（7 万居民），以及北京市南郊农场农业人口（10 万）为观察对象，开展了结核病流行病学调查研究。同时参与第一次（1979 年）、第二次（1984—1985 年）全国结核病流行病学抽样调查的设计、实施和分析工作，通过调查摸清了我国结核病流行情况和流行规律，为国家制定防治规划提供了科学依据。

此外，裘祖源借鉴国外“肺结核不住院门诊化疗”的先进经验，带领相关团队在国内率先开展了以消灭传染源为目的肺结核不住院化疗效果的研究，并在此基础上提出了“以消灭传染源为主，以痰菌阴转为标准，重点抓住患者的监督服药”科学指导方法，至今仍是结核病防治的指导原则。

结语

20 世纪初，随着全球公共卫生意识的提升，洛克菲勒基金会开始在全球范围内推广现代公共卫生理念和实践。为了培养更多的公共卫生专业人才，该基金会支持了世界多国开展公共卫生教育，其中就包括协和医学院。从 1924 年至 1934 年，兰安生在协和医学院工作期间，指导创建了中国城市及乡村第一个社区保健站和教学基地，传播讲授公共卫生理念，培养并影响了一批公共卫生领军人物，包括李廷安（1926 届）、袁贻瑾（1927 届）、陈志潜（1929 届）、裘祖源（1931 届）、严镜清（1932 届）、俞焕文（1934 届）等。他们在北京、上海、广州、成都、重庆等地，创立了中国第一批城市和乡村的公共卫生设施。

虽然临床医学与公共卫生的裂痕在洛克菲勒基金会建立公共卫生学院时就已经产生，但是以兰安生、李廷安、裘祖源为代表的先驱推行的公共卫生模式和教育实践并没有落入这个窠臼，而是反其道而行之，以超前于时代的健康观念开创了一套行之有效、可以落地的公共卫生实践范例。他们的创新实践既是对当时防治脱节的公共卫生模式的反思，更是建立在中国城乡现实基础之上的在地化实践。这种从医学人群观点出发，医防融合、因地制宜、实事求是的公共卫生理念不仅在当时取得了显著成效，对于当下的公共卫生事业来说，仍然具有重要的现实意义和启示价值。

中国医学科学院北京协和医学院医学信息研究所，副研究馆员　汪庆

中国医学科学院北京协和医学院医学信息研究所，研究馆员　王宗欣

中国医学科学院北京协和医学院　刘静

参考文献

[1] 张田勘. 人类最古老的敌人：历史上的那些重大疫病 [J]. 科学大众，2020，(3)：11-12.

[2] 张启正. 英国应对 1918 年大流感的反思与启示 [J]. 理论建设，2020，37(2)：31-37.

[3] 李立明，姜庆五. 中国公共卫生理论与实践 [M]. 北京：人民卫生出版社，2015.

[4] 余新忠. 近代卫生防疫史料汇编 [M]. 北京：国家图书馆出版社，2020.

[5] 张翼翔，汤小兰，方今女. 预防医学 [M]. 北京：人民军医出版社，2004.

[6] 王玉平，高杨. 预防医学 [M]. 武汉：华中科技大学出版社，2010.

[7] 乔治·罗森. 公共卫生史 [M]. 南京：译林出版社，2021：99-125.

[8] 凌文华，许能锋. 预防医学 [M]. 北京：人民卫生出版社，2017.

[9] 李涛. 医学史纲 [M]. 北京：中华医学会编译部. 1940.

[10] 卡尔·L. 怀特. 弥合裂痕：流行病学、医学和公众的卫生 [M]. 北京：人民卫生出版社，2019.

[11] 张新庆. 中国公共卫生初创记 [J]. 中国医院院长，2013，(11)：82-83.

[12] 过恒升，吴俊，叶冬青. 霍普金斯大学公共卫生学院创始人：威廉·亨利·韦尔奇 [J]. 中华疾病控制杂志，2019，23(1)：118-121.

[13] 福梅龄. 美国中华医学基金会与北京协和医学院 [M]. 北京：中国协和医科大学出版社，2024：7-9.

[14] 蒋育红，玛丽·布朗·布洛克. 协和百年纪念文集 [M]. 北京：中国协和医科大学出版社，2017.

[15] COMRAD SEIPP. Health Care for the Community, selected papers of Dr. John B. Grant, The American Journal of Hygiene Monographic Series, No.21[M]. Baltimore: The Johns Hopkins Press, 1963.

[16] 王勇. 兰安生与中国近代公共卫生 [J]. 南京医科大学学报，2013，13(1)：13-17.

[17] 胡广宇，王宗欣. 北京协和医学院公共卫生教育先驱兰安生与《公共卫生学》[J]. 中华医学教育杂志，2022，42(11)，1052-1056.

[18] 兰安生. 公共卫生学课程说明 [Z]. the Rockefeller Archives Center, CMB Inc. collection, Box 75, Folder 525.

[19] BULLOCK M. B. An American Transplant-The Rockefeller Foundation and Peking Union Medical College [M]. Berkeley: University of California Press, 1980.

[20] 陈志潜. 中国农村的医学——我的回忆 [M]. 成都：四川人民出版社，1998.

[21] FERGUSON M E. China Medical Board and Peking Union Medica College-A Chronicle

of Fruitful Collaboration 1914—1951[M]. New York: China Medical Board df New York, Inc., 1970.

[22] 政协北京市委员会文史资料研究委员会. 话说老协和 [M]. 北京：中国文史出社，1987.

[23] Lasker Foundation. 1960 Albert lasker public service award[EB/OL]. [2024-12-02]. https://laskerfoundation.org/winners/legislative-leadership-for-medical-research-1960.

[24] KHOO FY. Li Ting-an-a dedication[J]. The Chinese Medical Journal, 1948, 66(6):344.

[25] 李廷安. 卫生局及各区卫生事务所组织及工作 [J]. 卫生月刊，1936，6（10）：460-461.

[26] 李廷安. 上海市之公共卫生行政 [J]. 卫生月刊，1934（1）：20.

[27] 李廷安. 赴欧考察城市卫生行政报告 [J]. 卫生月刊，1936，4（6）：168.

[28] 李亮，杜建，唐神结，等. 莫道前方坎坷路 我自奋行践初心——记我国结核病流行病学奠基人裘祖源教授 [J]. 中华结核和呼吸杂志，2021，44（6）：517-519.

[29] 王忠仁. 追忆我国结核病防治事业的先驱裘祖源教授 [J]. 中华结核和呼吸杂志，2004（12）：794-796.

[30] 严镜清. 回忆我走上预防医学道路的经过 [J]. 中华预防医学杂志，1988，22（5）：295-296.

[31] 陈新. 盎司和英镑故事的最佳诠释——叶恭绍教授诞辰 100 周年的缅怀 [J]. 中国生育健康杂志，2008，19（3）：137-138.

[32] 廖苏苏，何观清. 新中国流行病学和公共卫生不可忘却的先生 [J]. 中华疾病控制杂志，2019，23（9）：1161-1164.

[33] 范春，赵苒，郭东北，等. 公共卫生史 [M]. 厦门：厦门大学出版社，2018.

卫生之深入人心：《医学周刊》的健康教育实践

医学教育内含着两种面向，既关涉学术机构象牙塔体系内的医学生培养，也可以指称面向社会公众医学知识教育。后者往往也被称为健康教育、健康科普、医学科普等。培养医者的医学教育与面向公众的医学教育，构成了助力国家健康事业的一体两翼。现实情境中，健康教育作为公共卫生实践的一部分，更好发挥医学院校和医学专业学生开展健康教育工作的优势和能动性，无疑能够更好促进公众理解医学、理解疾病。在这一方面，协和医学院师生创办的《医学周刊》可称典范。

一段时间以来，近现代史、医学史、健康传播等领域的相关学者已经对《医学周刊》的概况及相关影响有所阐述。但在不同时期与语境之中，《医学周刊》的创办、运营及内容仍具启发性。

《医学周刊》的基本情况

推行惠及广大群众的公共卫生事业是协和医学院的立校宗旨之一，建校之初，学校董事会已经将传播现代医学和公共卫生知识作为学校的重要使命。健康教育与健康促进是实现公共卫生理念的第一步，既促进个人采取预防行为，也推进社会层面卫生措施的实践。

据陈志潜先生回忆，1925 年五卅运动是协和医学院部分学生思想的转折点，学生响应北京学生联合会的号召，希望参加反帝爱国运动，最终林可胜教授率领协和医学院的队伍参与了游行活动。尽管现有资料反映出彼时学校管理层对于学生参与五卅运动的不同态度，但五卅运动终究成为一根导火索——学生增加了与社会的接触，开始关注社会的公共事务，走出象牙塔，认识到医学和社会的密切关联，明白医生的责任不仅在病床边，更在于承担知识人的责任。

1926 年，学生为继续发扬五卅运动的爱国精神，学生会成员、后成为著名内科学家的杨济时与同学朱章庚、贾魁、诸福棠、李瑞林、胡传揆、陈志潜及部分青年医生发起组建“丙寅医学社”，为报刊撰写文章、普及医学卫生知识成为社团的重要活动之一。1926—1937 年间，社团先后与《世界日报》《新中华报》《大公报》等报社合作，定期出版《医学周刊》。其间，一些由北京迁南京的师生秉承丙寅医学社的精神，在南京的《中央日报》亦定期刊行《医学周刊》。抗日战争胜利后，一些原丙寅医学社成员继续此前事业，刊行《医潮》。

不少协和医学院师生均在《医学周刊》发表过相关文章，发表文章较多的包括陈志潜、杨济时、汪猷等人。

《医学周刊》的选题方向与内容

彼时，中国城乡的卫生健康环境令人担忧，民众饱受疾病之苦。公众不了解基本的卫生保健知识，政府亦无力供给基本的卫生健康服务。科学医学，特别是涉及营养、饮用水卫生、妇幼卫生、传染病、日常卫生等方面的新发现无法为公众所了解。当时北京师范大学袁敦礼教授认为，应更加注重社区医学，思考开展健康教育的方式，健康教育的实践并不完全仰仗政府给予充分支持。受此观点启发，丙寅医学社的成员认为，对当时的中国而言，开展健康教育确实是一条改变基层民众卫生观念和卫生行为进而提升卫生清洁条件的可行路径。

基于这一理念，尽管根植于对前沿医疗技术高度关注的北京协和医学院，《医学周刊》并不聚焦于具有巨大潜力的医学技术问题，而是通过加大公共信息的传播，增进民众对医学、健康和疾病的认识。

鉴于此，《医学周刊》的文章选题方向明确。大致可分为以下几类。

一是倡导科学医学理念。如尸检、新医学、中西医之争等，这一选题的文章主要致力向公众传播现代医学的奠基性概念，帮助民众理解现代医学的含义。疾病是可传播的、当微生物进入人体到达其相应的部位并繁殖时即可发生感染、必须保持伤口清洁等理念，在百年前的中国还不为多数民众所理解。了解基本的现代医学理念是开展健康实践的前提，进而，公共卫生事业便更可能得到公众的理解与支持。

二是基本医学知识。如介绍气管切开术、狂犬病、痨病的研究、唇裂和腭裂、病原的基本分类及治疗原则、人体生理构造等基本知识。此部分选题主要聚焦于现代医学知识，以及医学研究的新发现、新成果等。

三是基本卫生知识。此部分选题具有鲜明的社会性、实用性，并以新理念、新成果的选题指导具体的卫生实践。内容包括饮食营养（如豆乳哺婴、维生素）、学校卫生、传染病防控（消化道疾病、鼠疫、白喉、性传播疾病等）、环境卫生与饮水卫生（消灭蚊虫等）、妇幼保健（新式接生、产褥热等）、寄生虫病，甚至还包括了跌落、烧伤熏毙、煤气中毒等预防意外伤害议题，也涉及“十人九痔”、脚气与维生素等日常保健议题。不难看出，这部分选题涉猎极为广泛，基本囊括了现代公共卫生与疾病控制体系的大部分领域。

四是卫生行政与管理评述。此部分选题针砭时弊，建言卫生管理措施，倡导诚信医患关系。如建议加强医药保健品广告管理、要求供水公司加强水质监测、批判少数无良医者丧失基本职业道德“恐天下人不病，恐天下病人不愚”、评论“检验娼妓”“办康健证”对于预防花柳病传播的效果等。同时，这部分选题还深入涉及了“中西医”争论并进行述评，如探讨中西医学融化论，认为传统医学“最可惜的地方，是把实地的观察，加以水火金木土阴阳寒热各种臆造的学说，糅杂一切，至后代有墨守陈说，二千余年，没有进步”。可以认为，丙寅医学社关注的问题，具有相当的针对性和前瞻性，一些议题置于今日，仍有发人深省的空间。

从健康教育的角度理解《医学周刊》

《医学周刊》是研究20世纪20—40年代我国本土卫生健康教育工作的经典范本。从健康教育的角度理解《医学周刊》，仍极具启发性。

第一，《医学周刊》推动了卫生的理念深入人心，雄辩地证明健康教育与健康促进是医学事业的重要组成部分，是“促防诊控治康”的首个环节。近代以来，“卫生”一词经历了由传统古籍中的“个人养生”含义，向现代卫生治理、公众健康的转变，衍生出“卫生能生利”的社会群体意义。《医学周刊》倡导的卫生，由“玄妙”转向“科学”，从“治疗”兼及“预防”，自“贵族”走近“民众”，推动了公众对于卫生议题的关注，在中国社会处于科学医学的“幼稚时代”之际，打破“医学是打针吃药”的根本误解，恰如《医学周刊》编辑余谈中谈到的，“尽对民众的一部分责任，发泄我们所积聚着的热忱与愤感”，唤起了民众的“卫生觉”。

第二，从传播媒介的角度来看，继维新运动和辛亥革命期间两次办报高潮、报业大发展后，报刊已经成为社会信息传播的重要载体，成为19世纪末20世纪初的“新媒体”，并继几场代表性的“论战”后，彰显出思想理念传播重要阵地的作用。换言之，《医学周刊》正是利用了这一新的载体形式。新媒体的应用应是健康教育实践的重要着力点，如同当代的信息传播利用微信、短视频、直播等媒体形式一样，贴近公众，易于获得。

第三，从传播技巧的角度来看，《医学周刊》的健康传播体现出了几个重要特征。一是专业人员直接撰稿发声。协和医学院作为当时国内顶尖的医学教育机构，其学生选拔、教师选任体系严格已有公论。专业人士亲身参与《医学周刊》的撰稿，保证了信息的质量，在一定程度上提升了知识的准确性，具有相当的参考价值。二是《医学周刊》的文稿内容直面争议，观点清晰，敢于发声。尽管诸如“野蛮害人的之中国医药”等一些文章的观点确有可商榷之处，但大多数文章立场明确，论证充分，确实增加了文章的可读性，便于公众理解文章的核心观点。三是《医学周刊》文章的言辞风格颇具个性，一针见血。如在批判一些医生职业道德的文章中直斥“想要升官发财不配学医”，又如在批判供水公司水质不净，望提升供水水质的文章中戏称“北京市民不要吃屎，井水里有大肠杆菌，花钱买屎吃，不觉得有点大头么”。这样的言语风格，客观上发挥了“博人眼球”的作用，提升了关注度。值得指出的是，即使在现实的健康传播实践中，同时体现这些特征的健康传播也是不多见的。如何增强专业人士开展科普工作的能动性，让专家讲解不刻板，让观点争论更充分，让知识话语有意思，也常成为当代健康教育工作的痛点所在。

第四，正如前文中述及的，《医学周刊》所论及的一些议题，可能仍是当今健康传播或卫生知识教育的重点、难点。这表明，健康传播的知识往往并不艰深，但需求一直存在。可见，健康教育与健康传播是一项需要持之以恒、久久为功、细雨润物的事业，它无法博得如科研突破一般的满堂喝彩，但它是照护最广大公众健康的基础性工作。正如陈志潜先生所认为的，倡导公共卫生不仅需要初创者给予支持，还需心怀抱负，持续推动，以使其恒久如常地发光发热。

当然，《医学周刊》的传播形式，决定了其受众大都是城市地区能够阅读报纸的群体，这确实可能影响其为最广大群众提供医学知识的初衷，这是当时社会条件的限制与学生利用课余时间办刊的现实掣肘所决定的。不过，通过北平市卫生局第一卫生事务所、定县、晓庄等基层的公共卫生实践，以及信息由大众传播向人际口头传播转变的二次传播过程，这些健康信息当能够产生更大的影响力。这是另一议题，暂不赘述。

结语

一百年温故知新。《医学周刊》重构着协和医学院的历史——协和的窗户早已打开，协和人躬耕于这片土地，服务于人民。《医学周刊》也重构了中国公共卫生事业的历史，见证着方兴未艾的科学医学事业与中国社会的互动。

它将健康事业与人民链接在一起，呼唤健康平等。“如果医学界利用专业技术知识加重人们的经济负担，那么这个社会就走错了路”“任何一个国家的力量都来自于人民”“高质量的医疗保健应使所有的人受益”，这些来自《医学周刊》创办者的信念之音，振聋发聩，掷地有声。人人享有卫生保健不只是一句口号，更是一番需要实干的事业，是一种崇高的理想。

它引导人们反思纯粹技术路径的医学实践。1979 年，陈志潜先生访美考察美国医学教育后提到，“美国没有通过其医学教育系统向学生不断灌输公共服务意识，在那里，技术探讨和技术论文发表成为主旋律，也影响着教育的方向，没有看到哪个公共卫生系统，能像半个世纪前协和医学院公共卫生系那样强大”。

它让我们看到一代学生与学人的担当。与当今越来越客观化，强调概念、数据、资料的研究文章不同，《医学周刊》的文章使当代读者看到了文章背后的“人”。医学生团结协作，报国为民，致力民众的健康觉醒。无论是“居庙堂之高”还是“处江湖之远”，他们不以掉书袋而自鸣得意，不屈从于权势和资本，他们扎根于民众，对社会有关怀、对文化有担当、对国家有使命感。在这一意义上，他们是社会的改良者，是一群无愧的知识人。

那些朴素的知识，恳切的文字，激荡的思想，那些可爱可敬的先辈，都来自百年前东单三条的这方院落。这些努力没有湮灭于历史的洪流，而是汇聚成一道为后辈照亮前行路的“遥远的微光”。

中国医学科学院北京协和医学院　步凯

新时代的多学科群公人

题记：此刻，我正坐在协和医学院群医学及公共卫生学院北极阁小院回望入学以来的点点滴滴，何曾想象4年前的今天，我还是一名英语翻译专业的学生和一名经济学辅修专业的学生。不满20岁的我根本不会想到，我会来到医学最高殿堂攻读与人群健康息息相关的群医学专业。

机缘巧合邂逅群医学

2021年春，我还是一名外交学院英语系的本科生，在北京大学国家发展研究院修读经济学第二专业。正处于大三的我面对未来感到一片迷茫。作为一名英专生，面对人工智能的快速发展，翻译这门学科的未来在后疫情时代显得更加具有不确定性。我是一个风险厌恶的人，愿意追求确定性的结果。本专业未来的不确定性与经济学专业带来的视野让我不知前路何从。正当我迷茫之时，一条来自北京协和医学院群医学及公共卫生学院（以下简称"群公学院"）的夏令营报名通知发到了我们的年级公示群里。那时的我手里没有确定的保研资格，抱着有枣没枣打一竿的心态，我报名了群公学院的夏令营——毕竟不报名的话我没有合适的高校可以去了。

进入夏令营的第一天，我有幸遇见了我未来的博士生导师——王辰院士。在翻译专业就读的我对院士、医学、临床、公共卫生这些内容根本没有概念。初生牛犊不怕虎，我想着反正我是外行人，管他是院士还是院长，都是老师，有问题就问，不会的问题就直接说不知道就行。王辰老师儒雅地站在讲台上，讲述着“医学”“卫生”“健康”三者的概念，这也是我第一次听到这三个概念较为明确的辨析。随后，在师生见面会上，我有幸在王辰老师面前介绍自己，做了简短发言。他笑着看着我说：“现在的卫生工作需要你们这样多学科的同学进来作贡献！”

后续，再三挣扎，我选择报考了王辰老师的群医学专业。我说，我想做卫生经济学相关的研究——我有经济学第二学位的基础、英语基础也不错，医学知识我愿意学习。王辰老师笑着点了点头：“欢迎你，小伙子。”

就这样，误打误撞，2021 年 9 月，我获得了推荐免试直接攻读博士学位的资格，在一个没有任何前期基础、对我来说完全未知的领域将用 5 年的时间攻读博士学位。我被群公学院录取的那年，正值协和医学院公共卫生 100 周年，也是群公学院成立的第二年。

学习从一个文科生转变为从事群医学的医学生

2022 年 9 月，作为一名直博新生，也是学院为数不多本科学文的学生，我加入了群公学院这一大家庭，开启了我未来长达 5 年的科研生涯。在这里，我遇到了我的另一位导师，也是一直以来给予我指导、关心，助力我成长的关键性人物——陈思邈教授。

我们经常亲切地称呼她为思邈老师，她没比我们大几岁，但科研成果斐然。在她的身上，我看到了年轻学者的朝气蓬勃和严谨认真，生活中她对我们关爱有加，愿意和我们一起聊生活日常、聊感情问题，像我们的姐姐一样呵护全组同学。在面对科研时，她又会用她磁性的、富有智慧的女中音批评我们写作逻辑之不严谨、研究方法之漏洞百出——毕竟我可是还没见到她本人就先被她 60 秒语音批评的人。

思邈老师告诉我，五年制的博士生，第一年要广泛阅读文献、夯实基础知识，博二就要开始准备做科研了。博士生的第一年，我修读了群医学类课程，学习了流行病学研究范式，慢慢发现现场流行病学与经济学田野调查、健康经济学有共通之处。在研究方法上，流行病学的研究方法与经济学有部分重合，这为我增添了很大的信心。

2024 年 3 月，我以优秀的成绩顺利通过博士生资格考核，结束了我的跨专业过渡期，成为一名初入群医学门槛的博士生。

从理论到实践：习水群医学试点是我科研的起点

2023 年 3 月的一个深夜，当我准备洗漱睡觉前，突然接到了王辰老师的电话，他语重心长地跟我描绘着他心目中群医学未来发展的方向，以及对我们这一辈博士生的要求。他告诉我，让我去西南、去贵州习水，一个具有革命底蕴的红城绿洲、一个具有新时代特色的典型中国县城，群医学要是能在那里落地生花，这将是中国医学界领先于世界的一次机遇。他问我愿意去做吗？很苦很累，那将会是无数个日日夜夜绞尽脑汁、彼此吵到脸红脖子粗还不一定能出结果的项目。我似懂非懂地对王辰老师说："我愿意去。"

这一句承诺奠定了我未来的博士研究方向，也让我未来很长一段时间里，和贵州省、和习水县，建立起了长期的、稳定的合作，也感受到了贵州人民的喜怒哀乐。

未来的这一年多来，我全身心投入在了习水群医学试点项目的设计与执行，没有发表任何一篇文章。在这个过程中，我感受到了群医学使命之重大，自己身上责任之重大及自己知识之浅薄。这一年以来，我和其他几位博士生共同产出 10 万字左右的习水项目方案，累计修改 120 余次，对每一个问题、细节都细致入微地进行探讨。

但理论与现实是有差距的。当我们自以为万事俱备只欠东风的时候，来到现场才发现有这样和那样的问题。现实总是会教会我们许多课本上学不到的东西，如老百姓和有些医务工作者并不关心群医学是什么，他们只关心能否治好病，如老百姓要农忙，根本没有多少时间愿意坐下来和医务工作者座谈，如贵州“天无三日晴、地无三尺平”，复杂的地形为现场试点工作带来极大难度，如肺功能检测老百姓根本吹不动、不会吹，吹一会儿就不吹了，如老百姓不理解学术化的语言，还有老百姓根本不会使用智能手机，数字干预无从谈起……

还有些突发的问题，如质控团队和现场团队争吵起来怎么处理、老百姓和工作人员起冲突怎么处理、如何让村干部配合好卫生健康部门的工作……这一个个现实的问题摆在了我们的面前。我们就一个问题、一个问题去攻克，一个问题、一个问题去解决，往往解决一个问题就出现一个新的问题。2024 年王辰老师多次赴习水考察，我作为团队主要核心成员带领师弟师妹常驻习水 3 月余，临走时也能听懂不少习水方言，和当地老百姓聊上几句。

最高兴的事还是在这个过程中，我们真的为当地老百姓带来了实惠。肺功能检测报告出来后，一位老人家激动地拉着医务工作者的手说：“谢谢你们帮我提前发现了我的呼吸问题，你们救了我啊！”县人民医院呼吸科的老师看到医院和政府能如此团结一致地完成为人民健康谋福利的事情，激动地给我发着信息说：“医政合作一家亲，同心共守大健康”。这就是群医学的意义，以人群为主要照护对象的一门医学学科，这就是公共卫生行动，广泛动员社会各部门助力人民健康。公共卫生从来不是医学界的一家之责，应该做到“万学万策万行务健康、健康入万学万策万行”。

一个成功的项目需要天时地利人和。习水项目推进至现在，目前来看是成功的。我们有着得天独厚的天时，在人民生活质量不断提升、我国社会主要矛盾发生变化的新时期，人民群众对健康的需求不断提升。我们享受着地利，虽然习水处于山地，但是却有完整的紧密型医共体，有着扎实的公共卫生行动基础。最重要的是人和，有一批心怀家国的首席科学家、有一批积极上进的习水政府工作者、有一批充满理想主义情怀的群公学子，我们各方愿意敞开心扉，去做一件全世界鲜有团队愿意做的事情——

在复杂的山地、在相对经济欠发达的地区做一件没有什么利益也没有什么经验可借鉴的群医学试点。一批有着赤子之心的人走到了一起，一起为习水人民做一些事情。我很幸运在23岁的年纪参与了这样一件事，不论最后试点成功与否，我们都至少做了一些事情，而这些事情足够代表协和公卫新百年的开端。

结语

我与协和群公的故事还在继续，与贵州习水的故事刚刚开始。感谢协和群公，让我作为协和公卫的一名跨专业博士生加入了医学卫生健康事业中，从事群医学及公共卫生相关工作。群医学的普及和实践之路任重而道远，愿与各位同道一起同思共为，书写这一新时代协和群公交给中国人民的历史答卷。

北京协和医学院群医学及公共卫生学院2022级博士生　刘宇浩